カラー図解

はじめての生理学　上

動物機能編

田中（貴邑）冨久子　著

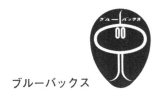

ブルーバックス

装幀／芦澤泰偉・児崎雅淑
カバーイラスト・もくじ・本文デザイン／中山康子
図版／株式会社サンビジネス

まえがき

　生理学はからだの正常な機能に関する学問ですが、研究の方法や制約などから、人をはじめとする哺乳動物のみならず種々の生物の機能をも調べることにより発展してきました。この生理学の知識は、人を対象とする医師、歯科医師といったメディカルだけでなく、看護師、薬剤師、理学療法士、作業療法士、柔道整復師、臨床検査技師、放射線技師等々の多岐にわたるコメディカルと呼ばれる領域の医療従事者にとっても必須のもので、これらメディカル／コメディカルを目指す学生が必ず学ばなければならないものとなっています。また、人以外の動物を対象とする獣医師やそのコメディカルの従事者にとっても同様です。ですから、これらの医療従事者を目指す学生を対象とした生理学教科書は数多く出版されています。おそらく、数十冊あるいは百冊に上るかもしれません。

　でも、生理学という学問の知識が、医療のためだけに存在価値があると考えるのは間違いです。私は、かつて、医学部や看護学部の学生に生理学を教えましたが、強い関心は生理学を研究することにありました。メディカル／コメディカルには直接関係ない領域でも、私と同じように、研究して新しい知識を得ることに情熱をもつ人、このような

人たちはたくさんいます。そして、さらにたくさんの、医療にも研究にも関係のない一般の人たちが、本を読むことによって、自分や動物のからだの機能に関する知識を得ることに興味をもっているのではないでしょうか。

この本は、こういった医療とも研究とも関係のない、一般の人たちを対象に、生理学という学問の知識をお裾分けすることを目的に企画されました。決して教科書ではありませんので、例えば、サラリーマンの方々が電車の中でも気軽に読んでいただけることを期待して書きました。でも、医学部や看護学部、また獣医学部などの教科書と同じような内容にしましたので、メディカル／コメディカルの教育の雰囲気は味わっていただけるかと思います。

ただし、ブルーバックスというシリーズの構成上の制約から、通常の教科書では行われない、動物性機能系について語る上巻と植物性機能系について語る下巻の2冊に分けることになりました。その理由は以下のようです。

からだの中では、一定の機能をもった器官同士がまとまって「系」を構成して有機的な働きをし、生命を維持したり、種族保存をし、さらに目標を設定して価値的に生きてゆこうとしています。これらは、神経系、感覚系、筋・骨格系、循環系、呼吸系、消化系、泌尿系、内分泌系、生殖系、免疫系などです。このうち、動物でよく発達している器官系である神経系、感覚系、筋・骨格系を**動物機能系**と呼び、その他の器官系を**植物器官系**と呼びます。そこで、本書は、分量との関係から動物機能編と植物機能編として2冊に分けることにしました。

まえがき

　本書は新書版という制約上、詳細な図を掲載することはできませんでしたが、カラー化したことで、より理解しやすくなったと思います。なお、本書のために図版の引用を許可下さった著者の方々に、お礼を述べさせて頂きます。

　この本は、五日市哲雄氏とブルーバックスの梓沢修氏の生理学へのご理解のもと、約5年前に企画されましたが、私を含めて諸事情もあり、長い年月を経てやっと完成の運びになりましたことを申し添え、講談社関係諸氏ともどもにお礼を申し上げます。

動物機能編 もくじ

まえがき *3*

1章 生理学の基礎 *14*

1 生理学とはどんな学問か *14*
2 からだを構成する要素 *15*
　　幹細胞 *16*
　　からだの組織 *18*
　　からだの器官と機能系 *20*

2章 細胞の構造と働き *21*

1 細胞膜と細胞小器官の構造と働き *21*
　　細胞膜 *21*
　　細胞小器官 *24*
　　　①核 *24* ②細胞質 *25* ③ミトコンドリア *26* ④小胞体 *27*
　　　⑤リボソーム *27* ⑥ゴルジ装置 *27* ⑦リソソームとペルオキシソーム *28* ⑧中心小体 *28* ⑨サイトスケルトン（細胞骨格）*28*

2 細胞増殖と細胞周期 *29*
　　ＤＮＡとＲＮＡ *30*
　　細胞分裂期 *34*

3 細胞の基本的な働き *36*
　　①細胞は海と同じ組成の細胞外液に浸っている *37* ②細胞はエネルギー源としてＡＴＰを産生し利用する *39* ③細胞は細胞膜タンパク質の働きによってイオンを移動させ、膜電位を形成する *41* ④細胞は細胞膜タンパク質の働きによってアミノ酸や糖質を通過させ、拡散させる *46* ⑤細胞は細胞膜を横切る方法（小胞性輸送）で巨大な物質の輸送を行う *48* ⑥細胞は細胞同士の情報連絡を化学物質によって行う *50*

3章 生理学の基本に受容器と効果器の考えを置く 52

4章 電気的興奮をする神経細胞、筋細胞、感覚受容器細胞 55

1 神経細胞、筋細胞、感覚受容器細胞が発生する活動電位 55

2 電気的興奮をする神経細胞 59

　　神経細胞(ニューロン)の構造 59

　　神経細胞の活動電位(興奮)の伝導 61

　　神経線維の分類 62

　　シナプス 64

3 電気的興奮をする筋細胞 66

　　骨格筋細胞の構造 67

　　骨格筋の収縮の仕組 69

　　　①体性神経系の遠心性神経と骨格筋の連絡のしかた 69 ②興奮-収縮連関 70 ③筋フィラメントの滑走説 72 ④単収縮と収縮の加重 73 ⑤等尺性収縮と等張性収縮 74 ⑥筋長-張力関係 75 ⑦筋収縮のエネルギー源と代謝 76 ⑧筋電図 78

4 電気的興奮をする平滑筋細胞 79

　　平滑筋細胞の構造 79

　　平滑筋の収縮の仕組 80

　　　①自律神経系の遠心性神経と平滑筋の連絡のしかた 80 ②単一ユニット平滑筋と多ユニット平滑筋 81 ③単一ユニット平滑筋(内臓平滑筋)の膜電位と張力 82

　　心筋細胞の収縮の仕組 83

　　　①固有心筋 84 ②歩調とり細胞としての特殊心筋 87

5 電気的興奮をする感覚受容器細胞 88

　　感覚受容器細胞に受容されるエネルギー 90

　　感覚受容器細胞の電気現象 90

　　順応という現象 92

5章 神経細胞群が作るシステム 94

1 反射とは 95

2 脳 – 脊髄神経系のでき方と成り立ち 98

　脳 – 脊髄神経系のでき方 99

　体性神経系と自律神経系 100

　末梢神経系の成り立ち 103

　脊髄と脳幹の構造と脊髄神経と脳神経の成り立ち 105

　脊髄の構造 106

　脊髄神経の構成 109

　脳幹の構造 111

　　①中脳 112 ②橋 114 ③延髄 114 ④脳幹網様体 115 ⑤生体アミン神経系 115

　脳神経の構成 115

6章 感覚受容器細胞群が作るさまざまな感覚 117

1 視覚 117

　眼の構造 118

　　①通光器官 118 ②網膜 118

　結像のメカニズム 120

　　①通光学 120 ②眼の屈折力と調節力 121 ③屈折異常——遠視、近視、乱視 123 ④視力 123

　光受容のメカニズム 124

　　①視物質 124 ②暗順応 125 ③視野と両眼視 126

　網膜神経細胞の電気活動 127

　視覚伝導路 128

　　①網膜の神経節細胞 128 ②外側膝状体 130

　新皮質視覚野 130

　　①視覚野神経細胞の電気活動 130 ②視覚野の機能構築 131 ③色覚 132

2 聴覚 *133*

　　耳の構造 *133*

　　　　①伝音系 *134* ②蝸牛管とコルチ器官 *134* ③有毛細胞 *136*

　　音波 *138*

　　音の伝達 *139*

　　聴覚受容細胞と蝸牛神経線維の電気活動 *140*

　　聴覚伝導路と新皮質聴覚野 *141*

3 前庭感覚 *142*

　　前庭器官の構造 *143*

　　　　①半規管 *143* ②耳石器 *144* ③電気活動 *144* ④前庭感覚情報の求心性および遠心性伝導路 *147*

4 嗅覚と味覚 *147*

　　嗅覚 *148*

　　　　①嗅覚系の構造 *148* ②においとにおい物質 *148* ③におい分子の受容体 *150* ④嗅覚の伝導路と中枢 *150*

　　味覚 *151*

　　　　①味覚系の構造 *151* ②味覚物質 *152*

　　味覚の伝導路と中枢 *153*

5 体性感覚 *155*

　　皮膚感覚 *155*

　　　　①触／圧覚 *156* ②温覚と冷覚 *158* ③痛覚 *158*

　　深部感覚 *159*

　　体性感覚の伝導路 *159*

　　　　①触／圧覚と深部感覚 *159* ②腹外側視床路 *161* ③顔面の皮膚感覚 *161*

　　新皮質体性感覚野 *161*

6 内臓感覚 *163*

7 痛覚 *164*

痛みの分類 *164*

侵害受容性の痛み *165*

神経因性の痛み *167*

深部痛覚 *167*

内臓痛覚 *168*

関連痛と放散痛 *170*

7章 運動機能 *172*

1 「運動」の意味 *172*

2 姿勢の定義 *174*

3 最終共通路としての運動神経細胞 *175*

4 脊髄の運動機能 *177*

脊髄の構造 *178*

筋紡錘 *178*

筋紡錘とγ運動ニューロンの機能 *179*

ゴルジ腱器官 *181*

脊髄反射 *181*

①伸張反射*183* ②屈曲反射*184* ③腱器官の反射活動*185* ④反射の協調*186* ⑤臨床診断に利用されるいくつかの脊髄反射*187* ⑥脊髄の損傷*188*

5 脊髄、脳幹を中枢とする体性運動反射 *189*

6 脳幹の運動機能 *191*

脳幹の構造 *192*

除脳動物の固縮 *192*

脳幹反射 *194*

①頸反射*194* ②前庭迷路反射*196* ③前庭-眼反射*197* ④立ち直り反射*197*

7 小脳の運動機能 *197*

小脳の構造 *198*

随意運動の協調と姿勢の保持 *200*
　　　小脳の運動学習機能 *200*
　　　小脳失調症 *201*
8 大脳基底核の運動機能 *202*
　　　大脳基底核の構造と神経回路 *202*
　　　大脳基底核の機能 *205*
　　　大脳基底核の障害による運動失調 *206*
　　　　　①パーキンソン病 *207* ②ハンチントン病、バリスムス、アテトーゼ、ジストニー *207*
9 新皮質運動野の運動機能 *208*
　　　新皮質運動野の構造と機能区分 *208*
　　　新皮質運動野の神経連絡 *210*
　　　新皮質運動野による運動機能の調節 *212*
　　　　　①随意運動における新皮質運動野の役割 *212* ②熟練運動における新皮質運動野の役割 *213* ③皮質脊髄路（錐体路）切断の効果 *213*

8章 大脳皮質の高次機能 *215*

1 大脳皮質と視床、そして脳幹網様体 *216*
　　　大脳皮質 *216*
　　　視床 *217*
　　　脳幹網様体 *218*
　　　上行性脳幹網様体賦活系 *218*
　　　前脳基底部 - 皮質系という賦活系 *220*
2 大脳皮質の活動レベル、覚醒と睡眠 *221*
　　　脳波 *221*
　　　　　①正常脳波 *222* ②異常脳波 *222*
　　　ノンレム睡眠とレム睡眠 *224*
　　　睡眠中の生理機能 *225*

睡眠のリズム　*225*
　　　　①サーカディアンリズム*225*②ウルトラディアンリズム*227*
　　　睡眠中枢と睡眠物質　*227*
　　　睡眠誘発のメカニズム　*228*
3 新皮質の構造と神経連絡　*230*
　　　層構造　*230*
　　　神経細胞の種類　*230*
　　　ブロードマンの地図（皮質分野）　*231*
　　　機能局在、特に連合野　*232*
　　　新皮質の神経連絡　*235*
4 新皮質連合野の機能　*235*
　　　後連合野から前連合野への情報の流れ　*236*
　　　後連合野と前連合野の障害　*237*
　　　記憶　*237*

　　　　①短期記憶と長期記憶*238*②陳述記憶と非陳述記憶*238*③陳述記憶の神経回路*239*④ウェルニッケ－コルサコフ症候群*241*⑤アルツハイマー病*241*
　　　言語　*243*
5 辺縁系と視床下部の機能　*243*
　　　辺縁系と視床下部の統合機能　*245*
　　　辺縁系と視床下部にある特殊な神経細胞　*245*
　　　辺縁系と視床下部の機能の性差　*247*

植物機能編（下巻）の主な内容

9章　内臓機能	14章　循環系の機能
10章　内分泌系の機能	15章　呼吸機能
11章　生殖系の機能	16章　泌尿器系の機能
12章　消化器系の機能	17章　細胞の働きを保護する機構：体液
13章　栄養と代謝	18章　体温の調節

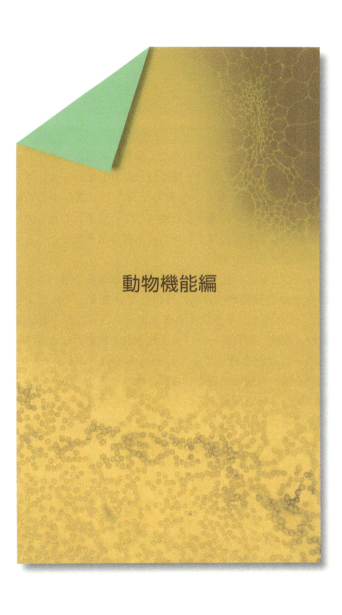

動物機能編

1章 生理学の基礎

1　生理学とはどんな学問か

　人体は、脳を含めて途方もなく多数の複雑な活動を行って、生命を維持したり、子孫を作ったりしています。さらに、それだけではなく、社会の一員として適応する行動や、新しいことを創造する行動もしています。これらの活動を解析し、生命に関するあらゆる謎を解き明かそうとする学問が生理学です。

　もう少し難しい生理学の定義は、日本学術会議の生理学研究連絡委員会が1997年に提出しています。それによると、「人体やそれを構成する各要素——一定の分子群、細胞群、組織／器官群——は、それぞれが固有のはたらき、あるいは役割を持っていて、それを機能という。たとえば、心臓の機能は血液を全身に循環させることであり、腎臓の機能は尿を生成することである。皮膚はからだを乾燥やその他の外界の刺激から保護し、体熱の放散量を調節するのがその機能である」ということになります。

　さらに、「生理学では、人体の複雑な活動に取り組む方法として、まず、人体を構成する各要素に分解してその個々の機能を追求し、その機能がどのような仕組（メカニズム）で発現してくるかを探る。さらに、それら各要素間の相互関係や、各要素がばらばらに働かないようにする統合的関係を明らかにし、最終的にはそれらを統合して、人

1章 生理学の基礎

体全体としての機能を考えようとするのである」ということになります。

2 からだを構成する要素

人体も物質です。物質である以上、その最小構成単位は原子です。生命の維持には、炭素、水素、酸素、窒素、リン、硫黄の6元素が必須で、その他に、ナトリウム、塩素、カルシウム、マグネシウムなどがあります。

分子レベルになると、イオンチャネル、ヘモグロビン、DNAなど、一定の機能をもった分子群が現れます。人体を構成する次の基本的単位は「細胞」です。細胞は構造上の基本的単位であると同時に、機能上の基本的単位でもあります。細胞は、神経細胞と肝細胞を比較してみればわかるように、その種類によって全く異なる働きをしています。

しかし一方、どの細胞もその基本的活動には多くの共通点があります。例えば、細胞のすぐ外の環境との間で行う物質交換、栄養素からのエネルギーの獲得、複雑な化学構造をもったタンパク質の合成などは、どの細胞も同じ方法で行っています。このような共通点をどの細胞ももっていることは、からだ中の細胞は元をただせば1個の受精卵の細胞が分裂を繰り返してできてきたことを考えれば当然であると言えます（図1-1）。さらに、全く異なるように見える細胞間の機能の違いも、もともとすべての細胞にそなわっている性質が、ある細胞において特別に発達したことによって生じたと考えることができます。

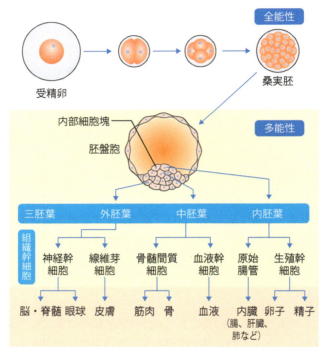

図 1-1　受精卵から各組織ができるまで

　このことは、近年トピックになっている「幹細胞（かんさいぼう）」、さらには「ES細胞」を理解すれば、むしろ当然と言えるでしょう。

● 幹細胞

　例えば、赤血球や白血球などの血液の細胞にはそれぞれの寿命があって、最後は肝臓や脾臓（ひぞう）で壊されます。それを

補うのは骨髄にある「幹細胞」で、血液幹細胞と呼ばれ、後で述べますが、この細胞は骨髄球系の幹細胞とリンパ球系の幹細胞に分化します。骨髄球はさらに赤血球や白血球に分化します。また幹細胞は、細胞分裂によって自分自身が増殖する能力をもちます。このように、すでにからだの中にあって、血液幹細胞のように特定の組織へと分化する能力をもつ幹細胞は「組織幹細胞」と呼ばれます。組織幹細胞は、消化管、肝臓、膵臓、脳、筋肉、脂肪組織など、さまざまな組織や臓器にも存在することが確認されてきました。ただし組織幹細胞には、ES細胞やiPS細胞にみられるほどの多能性や自己複製能はありません。

　というのは、幹細胞にはその他にどんな細胞にでも分化できる「ES細胞：embryonic stem cell、胚性幹細胞」と、「iPS細胞：induced pluripotent stem cell、人工多能性幹細胞」の2種類が知られています（図1-2）。ES細胞は、受精卵が胚盤胞と呼ばれる段階にまで発生したところで胚内部の細胞の塊を取り出して培養した細胞群のことで、胚体外組織以外の全てのからだの組織に分化していく万能性が得られます。胚体外組織とは、胎盤、胎膜、臍帯など、胎児の発生・発育を維持するための組織で、将来、からだの組織にはならないものです。

　もう1つのiPS細胞と呼ばれる幹細胞は、皮膚などの体細胞に4つの遺伝子を入れて培養することによって、心臓、網膜、筋肉、神経など体のさまざまな細胞になれる万能性をもたせた細胞です。ES細胞と同じですが、受精卵を壊して作るのと違って、倫理的な問題を避けての再生医療実現

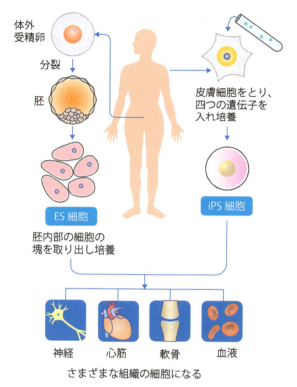

図 1-2　ES細胞とiPS細胞

に道がつけられました。この細胞を作った京都大学の山中伸弥教授は2012年のノーベル生理学・医学賞を受賞しました。iPS細胞という命名も山中教授によります。

● からだの組織

　さて、話を戻します。分化によって生じたいろいろな細

胞は、上皮細胞、神経細胞、筋細胞、支持細胞に大きく分けることができます。同じ種類の細胞は集まって特定の形と機能をもつ「組織」を形成します。上皮組織、神経組織、筋組織、支持組織が生まれます。

　上皮組織は、体表面、管腔（胃腸管、気道、膀胱内腔など）、体腔（胸腔、腹腔）などの表面を覆う1層ないし数層の細胞群です。働きの上からいくつもの特徴があり、外表面や中腔器官の表面を覆う被蓋上皮、内分泌／外分泌能力をもつ腺上皮、被蓋上皮が吸収能をもつもので、腸上皮などにある吸収能をもつ吸収上皮、肺胞の上皮細胞を成し、ガス交換を行う呼吸上皮などに分類されます。その他、上皮組織に由来し、特殊に分化した細胞群もあり、視覚、聴覚、平衡感覚、嗅覚、味覚などの感覚器がこれに当たります。毛、爪、水晶体、歯のエナメル質もそうです。さらに、心臓、血管、リンパ管、関節腔、滑液嚢、くも膜下腔、外リンパ腔、前眼房などの内面を覆う細胞層は上皮とは異なりますが、1層の細胞層から成ることから上皮組織に加えられ、内皮と呼ばれます。また、体腔の内面を覆う細胞群は中皮と呼ばれます。

　神経組織には中枢神経と末梢神経があります。

　筋組織には2種類あります。横紋をもつ横紋筋と横紋のない平滑筋です。横紋筋には随意運動のできる骨格筋と随意運動のできない心筋があります。平滑筋は不随意筋です。

　支持組織には結合組織、軟骨組織、骨組織、血液とリンパ組織とがあります。

● からだの器官と機能系

　ある細胞や組織は、他の種類の細胞や組織と一緒になってもう一段複雑な機能を営む集合体を作ります。このような集合体は「器官」と呼ばれます。例えば、管腔にある上皮組織は口腔から直腸までの消化管と肝臓、膵臓を形成します。脳、眼球、歯、腎臓、心臓、皮膚、毛髪も上皮組織とその他の細胞、組織とともに形成されている器官です。

　さらに、からだの中では、一定の機能をもった器官同士がまとまって「系」を構成して有機的な働きを成し、個体として一定の内部環境を維持したり、種族保存をしています。神経系、感覚系、筋／骨格系、循環系、呼吸系、消化系、泌尿系、内分泌系、生殖系、免疫系です。これらのうち、動物でよく発達している器官系、つまり神経系、感覚系、筋／骨格系を**動物性機能系**、その他の器官系を**植物性機能系**と分類することがあります。

　本書では、その記述を、動物機能編と植物機能編の2部に分けて行うことにしますが、2章、3章は動物性／植物性機能の両者にとって共通の知識と考えてください。

2章 細胞の構造と働き

1 細胞膜と細胞小器官の構造と働き

人体の基本的単位である細胞の数は60兆とも言われていますが、大きさはきわめて小さく、直径5～30μm（マイクロメートル、$\mu：10^{-6}$）程度なので顕微鏡を使わなければ見えません。ただし、例外は卵子で、直径は約200μmもあります。細胞の構造と機能は、担っている役割によって異なってはいますが、基本的には図2-1のようにかなり共通しているので、ここでは、その基本構造について説明することにします。役割に応じた構造については、個々の組織／器官のところで説明します。

細胞膜

細胞の形は千差万別ですが、どんな形であろうとも、厚さが約7～10nm（ナノメートル、$n：10^{-9}$）の薄い膜をもっていて、「細胞膜」と呼ばれます。細胞膜は、細胞質と外界とを隔てることによって細胞内に独立の環境を作る役割を果たしています。細胞膜はこの役割を果たすために、伸びたり、縮んだりと活発に変化することもできます。

細胞膜の成分は脂質とタンパク質です（図2-2）。主にリン脂質から成る脂質分子が、「水を好む」親水性の部分を外側に、「脂を好む」疎水性の部分を内側にして二重に配列しています。この構造はからだの中に細胞膜以外にもた

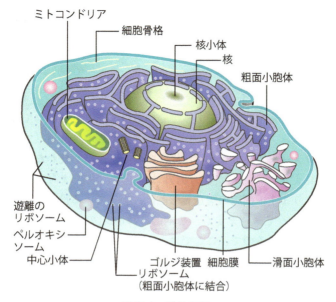

図 2-1　動物細胞
D. サダヴァほか著、石崎泰樹・丸山敬監訳『カラー図解 アメリカ版 大学生物学の教科書 第1巻 細胞生物学』

くさんある膜 —— 生体膜 —— の基本型で、「脂質二重構造」と呼ばれます。

　この脂質二重構造の細胞膜には選択的透過性があって、ある物質は自由に通過させますが、別の物質は通過が妨げられます。例えば、水は透過させ、脂肪酸や脂溶性の物質も透過させますが、種々のイオンやグルコース、アミノ酸などは通しません。脂質二重層を透過できないこれらの物質は、ところどころにはめ込まれている糖質をもった糖タ

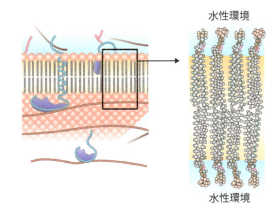

図 2-2 リン脂質二重層は 2 つの水性領域を隔てている
D. サダヴァほか著、石崎泰樹・丸山敬監訳『カラー図解 アメリカ版 大学生物学の教科書 第 1 巻 細胞生物学』

ンパク質の力を借りて細胞内に入ります。

このタンパク質のあるものは膜輸送タンパク質で、膜を横切ってイオンを能動的に輸送するポンプとして、また活性化された時にイオンを透過させるイオンチャネルや水を透過させる水チャネルとして存在します（図2-3）。その他の糖タンパク質に、レセプター（受容体）、酵素として働くものがあります。

ポンプとチャネルについては、この後の「3．細胞の基本的な働き」で、レセプターについては、下巻「植物機能編」の神経系、内分泌系のところで詳しくお話しします。

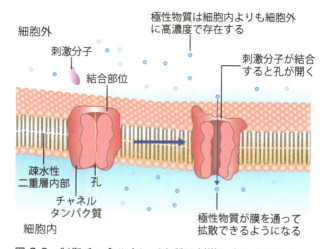

図 2-3　制御チャネルタンパク質は刺激に応じて開口する
D. サダヴァほか著、石崎泰樹・丸山敬監訳『カラー図解 アメリカ版 大学生物学の教科書 第1巻　細胞生物学』

🟢 細胞小器官

　細胞は細胞膜で外界と境界されていますが、ヒトなどの動物の細胞を電子顕微鏡で観察すると、細胞内にも膜で囲まれた多様な構造が見られます。これらは「細胞小器官＝オルガネラ」と呼ばれます。細胞小器官は固有の働きをもった構造物です。個々について説明していきます。

①核

　通常、1つの細胞に1個の核が細胞の中心に存在します。核は核膜という二重の膜で囲まれていますが、所々に

核膜孔という小さな穴があり、これを通って核と、その外の細胞質との間の物質交流が行われます。核膜の外膜にはリボソームが付着し、一部は小胞体と連絡しています。細胞質、リボソーム、小胞体については後述します。

核には遺伝情報を格納しているDNAが存在しています。休止期（細胞分裂していない時期）の細胞では、ヘマトキシリンで青く染色されるクロマチン（染色質）が見られます。クロマチンは、DNAが凝縮して不活性になっている部分です。核の明るい部分に、活発に働いているほぐれたDNAがあります。分裂期の細胞では、赤道面にDNAが高度に折り畳まれたクロモゾーム（染色体）が観察されます。核では、遺伝子の複製と転写が行われます。転写によってできたmRNAは核膜孔を通ってリボソームに運ばれ、そこでタンパク質を合成します（翻訳）。

②細胞質

　細胞小器官の媒体です。しかし、単なる媒体ではなく、活発な生命活動を営んでいます。まず、糖、アミノ酸、脂肪酸などの中間代謝産物が細胞質と細胞小器官の間で盛んにやり取りされています。例えば、細胞内に取り込まれたグルコースは細胞質に存在する一連の解糖系の酵素によってピルビン酸にまで分解されます。また、重要な細胞内情報伝達系がたくさん存在し、ネットワークを形成しています。例えば、サイクリックAMP、種々のプロテインキナーゼなどです。これによって、細胞外から受容体を介して刺激がくると、化学的な連鎖反応が起こった結果、細胞に

は増殖形態の変化、アポトーシス（予定細胞死）などの反応が起きます。

③ミトコンドリア

　内外二重の膜（外膜と内膜）からできている小器官です。内膜は内腔に向かって突出していて、襞(ひだ)（クリステ）と呼ばれます。グルコースは先に述べたように細胞質でピルビン酸になりますが、そのあとはミトコンドリアの襞に運ばれて、クエン酸回路（TCA回路）でCO_2とH_2Oにまで分解されます。この際生じる高エネルギー電子化合物を利用してATP（アデノシン三リン酸）と呼ばれる高エネルギー物質が産生されます。ミトコンドリアはエネルギー産生の活発な筋細胞や神経細胞などで発達しています。

　なお、ミトコンドリアには独自の遺伝子、DNAとRNAが存在します。受精の際、核DNAは母親と父親から半分ずつ伝えられますが、ミトコンドリアDNAの場合、父親由来のものは完全に排除され、母親由来のものだけが子孫に伝えられます。したがって、ミトコンドリアDNAは母性遺伝で、個々の人のミトコンドリアDNAはどの細胞でも母親のものと同じです。さらにミトコンドリアDNAには2000〜3000年ごとに突然変異をするという特徴があり、これを基にして地球上全人類の一人の母、ミトコンドリア・イヴが、約15万年前、アフリカにいたことが明らかにされました。

④小胞体

　リボソームが付着しているため表面がざらざらして見える粗面小胞体（そめんしょうほうたい）と、リボソームをもたない滑面小胞体（かつめんしょうほうたい）があります。いずれも細胞質中に存在する膜でできた構造物で、平たい袋状で幾重にも折り畳まれた形のものと、管状で網目構造をしたものがあります。粗面小胞体に結合したリボソームは細胞外に分泌されるタンパク質を作るほか、細胞膜、ゴルジ装置、リソソーム、小胞体自身に局在するタンパク質を合成します。膵臓、胃、唾液腺など分泌がさかんな細胞でよく発達しています。もう1つの滑面小胞体の機能は細胞によって異なり、副腎皮質細胞や精巣の間質細胞などではステロイドホルモンを産生、肝細胞では有害物質の不活性化や解毒、筋細胞では筋小胞体としてカルシウムの貯蔵を行っています。

⑤リボソーム

　リボソームは直径25nmのダルマ様の小粒で、リボソームRNAとタンパク質の複合体です。先に述べたようなタンパク質の合成工場です。

⑥ゴルジ装置

　平たい膜の袋が何層にも積み重ねられたような形をしています。粗面小胞体で作られたタンパク質は、機能別、最終目的別に仕分けされたり、膜に包み込まれ、小胞として最終目的地へ運ばれます。運送会社の配送センターのよう

な働きをします。

⑦リソソームとペルオキシソーム

　リソソームは直径約0.5μmの小胞体で、ゴルジ装置で形成され、プロテアーゼやグリコシダーゼなどのペプチド結合やグリコシド結合を加水分解する酵素を含んでいます。細胞が食作用や飲作用で取り込んだ高分子物質（タンパク質、核酸、多糖類など）を含んだ食胞とリソソームが融合すると、分解酵素を送り込みます。高分子物質は分解されて低分子物質（アミノ酸、ヌクレオチド、単糖類）になり、細胞によって再利用されます。リソソームが「細胞のリサイクル器官」と呼ばれる所以です。

　ペルオキシソームはリソソームと同程度のサイズの小胞で、アミノ酸、核酸、極長鎖脂肪酸に働く酸化酵素群と、生じた過酸化水素を水と酸素に分解するカタラーゼを含んでいます。

⑧中心小体

　核の近くに存在する円柱状の構造物で、2個あります。細胞分裂の際に離ればなれに移動し、紡錘体の2つの極になります。非分裂期には微小管の形成に関わります。

⑨サイトスケルトン（細胞骨格）

　細胞質には繊維状のタンパク質がはりめぐらされていて細胞の骨格のように見えるのでサイトスケルトンと総称されます。主成分は大きいものから順に微小管、中間径フ

ィラメント、マイクロフィラメントと呼ばれる3種類の繊維状のタンパク質です。これらの屋台骨にさらにタンパク質が結合して、三次元の広がりと強度を保ちます。機能としては、細胞形態を維持したり、細胞自体の移動（変形や分裂など）、細胞内の物質輸送、細胞小器官の配置などがあります。例えば、マイクロフィラメントは最も細いタンパク質の構造ですが、骨格筋のように収縮する細胞や白血球のように遊走する細胞ではその動きに重要な役割を果たしています。

2 細胞増殖と細胞周期

　ヒト成人のからだは約60兆個の細胞から成ると言われていますが、これは、1個の受精卵が細胞分裂という様式をとって倍加する過程を重ねて、細胞増殖が行われた結果です。また、成人になっても、皮膚や腸上皮は絶えず分裂して新しい細胞に置き換わっていますし、治りかけている傷口でも細胞分裂を見ることができます。

　一部の例外を除けば、ヒトを構成する全ての細胞は同じセットの遺伝子をもっています。そして、遺伝子はDNAであることが明らかにされています。これは、無数の細胞分裂が繰り返されてきても、DNAが正しく伝えられていることを意味します。もし、この過程に異常が生じてDNA全体が正しく伝えられない場合にはがんが発生することになります。

　ここではまずDNAについて説明し、細胞分裂とその周期をお話しします。

DNAとRNA

　DNAは、核酸（かくさん）というポリヌクレオチド（ヌクレオチドが多数重合してできた巨大分子）の1つで、デオキシリボ核酸です。核酸には、もう1つRNA（リボ核酸）があります。これらの核酸は、細胞内の核やミトコンドリアの中にあります。DNAは細胞内では細胞核の染色体に局在し、遺伝子の本体です。RNAは細胞核や細胞質内などに存在し、タンパク質の生合成に関与しています。

　DNAには全ての遺伝情報が組み込まれているとは言え、単純な2本のヌクレオチド（ヌクレオシドにリン酸基が結合した物質）の鎖からできています（図2-4）。

　ヌクレオシドは塩基と糖がグリコシド結合した化合物の一種で、塩基としてはアデニン（A）、グアニン（G）、チミン（T）、シトシン（C）の4種類が、糖としては5つの炭素をもったデオキシリボースが含まれています。これにリン酸基（P：$H_2PO_4^-$）がつくと、ヌクレオチドになります。DNAはこの4種類のヌクレオチドが繰り返しつながってできた鎖状の化学構造をもっています。

　さらに、2本のヌクレオチドの鎖は塩基間の水素結合によって互いに結合しています。その際、アデニンはチミンと、グアニンはシトシンと結合しています。このようにしてできる2本のヌクレオチド鎖の縄ばしご状の構造は、互いにねじれていて、二重らせん構造となっています。

　RNAは、DNAの一部をコピー（転写と言います）して作られるDNAよりもはるかに小さいヌクレオチドの鎖で、

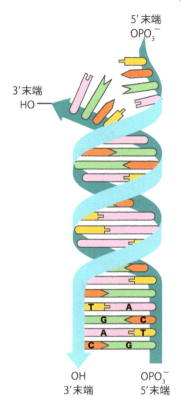

図 2-4 DNA 中の塩基対合は相補的である
D. サダヴァほか著、石崎泰樹・丸山敬監訳『カラー図解 アメリカ版 大学生物学の教科書 第 1 巻 細胞生物学』

DNAとは次の3点で違いがあります。
(1)DNAは2本鎖ですが1本鎖であること、(2)含まれる糖はデオキシリボースではなくリボースであること、(3)

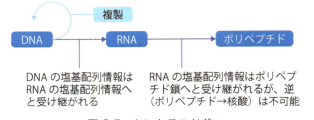

図 2-5　セントラルドグマ
吉田邦久『好きになる生物学』

塩基としてチミンのかわりにウラシルがあること、です。RNAは、メッセンジャーRNA（mRNA、伝令RNA）、トランスファーRNA（tRNA）、リボソームRNA（rRNA）に区分されます。

　生体内で機能しているタンパク質（正確にはポリペプチド）のすべては、DNAのヌクレオチドの配列の中に内蔵されている、タンパク質のアミノ酸をどのような順序に並べるかという遺伝情報＝設計図に従って生合成される、とされています（図2-5）。そして、いったん情報がタンパク質まで流れてしまうと、後戻りはできないとされ、この仮説はフランシス・クリックが提唱したもので、セントラルドグマ（中心教義）と呼ばれています。

　クリックの提唱した遺伝情報の流れを簡単に述べておきます（図2-6）。タンパク質をコードする遺伝子の発現は、転写、RNAプロセシング、翻訳の3つのプロセスに基づきます。まず核内で転写反応が起こります。DNA鋳型に基づいてRNA合成を触媒するRNAポリメラーゼと呼ばれる酵素によってDNAの情報がRNAへ転写されます。この

2章　細胞の構造と働き

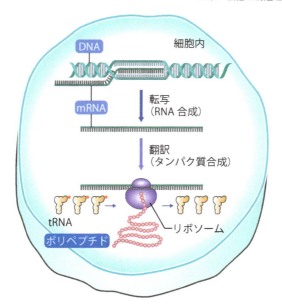

図2-6　遺伝子からタンパク質まで
吉田邦久『好きになる生物学』

転写産物（一次転写産物）はいくつかの過程（プロセシング）を経て、メッセンジャーRNA（mRNA）になります。

　mRNAは細胞質へ輸送され、リボソームと接着してタンパク質合成（翻訳）の鋳型になります。その際、tRNA（転移RNA）が遺伝暗号の解読の中心的な役割を果たします。細胞質には20種類のアミノ酸が取り込まれており、tRNAはそのうちの1個ずつと結合してリボソームに運び、遺伝暗号通りのタンパク質が合成されます（翻訳）。リボソームは多数のタンパク質とrRNA（リボソーム

RNA）を含む複合体です。遺伝子情報に基づいて合成された各タンパク質がそれぞれ固有の作用を表すことにより、遺伝子の機能が発現することになります。

ただし、ウイルスの中にはセントラルドグマに従わないものもあり、このようなものでは、RNAをもとにDNAが合成されたりします（逆転写と呼ばれます）。このようなウイルスをレトロウイルスと言います。

● 細胞分裂期

細胞は細胞分裂を繰り返すことで増殖していきます。細胞が分裂後、次の分裂までの期間は、DNA合成準備期（G1期）－DNA合成期（S期）－細胞分裂準備期（G2期）－有糸分裂期（M期）の４時期に区分され、これを細胞周期と呼びます（図2-7）。神経細胞はごく一部を除き（後述）細胞増殖を停止していますので、細胞周期中とは異なるとしてG0期と呼んでいます。

細胞周期のなかでは、有糸分裂期（M期）は最もわずかな時間ですが、形態変化が複雑で著しいため研究者の興味を集めてきています。この時期には遺伝子を等分する意味をもつ核分裂と、細胞質を等分する意味をもつ細胞質分裂が起こり、この２つの現象が同調して進みます。

簡単に言うと、まず分裂期以前の期間にあった核膜が消え、染色質が変形して、遺伝子DNAを含んだ構造体である凝縮した染色体（クロモゾーム）が出現し、これが中心体領域から形成される紡錘体によって２等分されます。その後、細胞質分裂が起こって２つの娘細胞が形成されま

2章 細胞の構造と働き

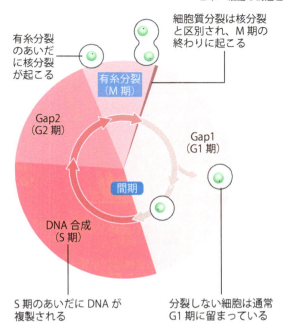

図2-7 真核細胞の細胞周期
吉田邦久『好きになる生物学』

す。染色体はヒトでは46本出現します。一般には強く狭窄した動原体と呼ばれる部分をもち、この部分で紡錘体を形成している微小管と結合します。動原体の両側部分のうち長い方を長腕、短い方を短腕、両腕の末端部分をテロメアと呼びます（図2-8）。

なお、私たちの体を構成する細胞のDNAは紫外線や化学物質などによって常に損傷を受ける危険にさらされ、実際少なからず損傷を受けています。細胞は正しく遺伝子を

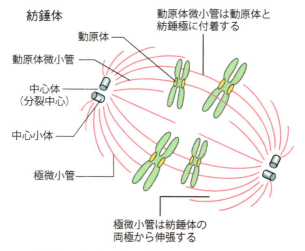

図 2-8　有糸分裂の紡錘体は微小管から成る
吉田邦久『好きになる生物学』

伝えていくために「チェックポイント機構」を働かせて DNA 損傷を修復することが知られていますが、この点については省略することにします。

3　細胞の基本的な働き

　さきに、からだのどの細胞もその基本的活動には大きな共通点があると述べました。そして、すべての細胞のおかれた環境も共通しています。ここで、それらのいくつかを例に挙げて、お話ししておこうと思います。この節は、通常の教科書でいうと「総論」というものにあたると言えるでしょう。

①細胞は海と同じ組成の細胞外液に浸っている

　水生であれ、陸生であれ、多細胞動物のからだを構成するほとんどすべての細胞は動物の皮膚に包まれた「体内の海」とも呼ばれる細胞外液の中に浸っています。細胞は細胞外液から酸素と栄養素を取り入れ、代謝老廃物をそこに放出して生きています。いわば、細胞外液と呼ばれる体液は細胞の生活環境と言えます。細胞外液は今日の海水よりも塩類濃度は低いものの、その組成はおそらくすべての生命がその中で発生したと想像される原始の海水の組成と似ていると考えられています。

　閉鎖的な血管系をもつ動物では体液は細胞内液と細胞外液に分けられますが、細胞外液はさらに、間質液（組織液）と血漿の2つに大別されます（表2-1）。間質液は細胞外液のうち、血管系の外部にあって、直接に体細胞が浸っている部分です。体内総水分量の約3分の1は細胞外液です。細胞内液は残り3分の2で、細胞内にある部分です。

　細胞外液は海水と同じ組成と言いましたが、果たしてそうでしょうか。図2-9を見てください。同じ細胞外液であ

表2-1　ヒトの体液の構成
(数値は体重に対する割合)

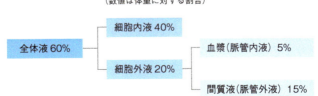

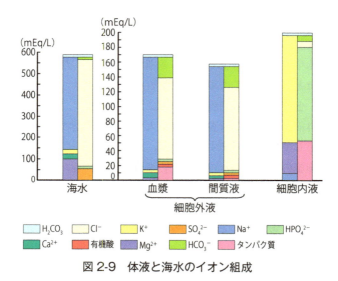

図2-9 体液と海水のイオン組成

る血漿と間質液とはその電解質組成がきわめて類似しているうえ、海水の組成ときわめて類似していることがわかります。海水は絶対量が数倍大きいですが、割合が似ていることも分かります。これが、先の「体内の海」の仮説の根拠になっているのです。

細胞外液のイオン組成の、細胞内液のそれとの違いを確認しておきましょう。細胞外液のイオンの主体はNa^+、Cl^-、HCO_3^-ですが、細胞内液はK^+、HPO_4^{2-}が主体です。タンパク質も細胞外液には細胞内液のそれの3分の1しかありません。

②細胞はエネルギー源としてATPを産生し利用する

われわれは常にエネルギーを消費して生命活動を行っています。筋肉を使って働いている時だけでなく、体内で行われる全ての内臓の働き、例えばアミノ酸からタンパク質を合成し、熱を作って体温を維持し、神経線維を興奮が伝導し、小腸から栄養素を吸収し、腎臓で尿を生成するなど、仕事全てがエネルギーを必要とします。この後に述べる細胞膜の膜輸送タンパク質によるポンプの一次性能動輸送もそうです。そして、重要なことは、これらのエネルギーのほとんど全ては、ATP（アデノシン三リン酸）の加水分解によって得られるということです。ATPは、CP（クレアチンリン酸）とともに高エネルギーリン酸化合物と呼ばれます。

それでは、これらの生命活動にたずさわっているそれぞれの細胞はATPをどのように得ているのでしょうか。もちろん、摂取した食物からです。食物中の糖質（炭水化物）、タンパク質、脂質という高分子の化学物質は、低分子の物質に分解されていく時にエネルギーを放出するので、われわれのからだはこのエネルギーを全ての生体の活動に利用しているのです。その際、食物の分解による化学エネルギーは、いったん高エネルギーリン酸化合物に変えておき、必要に応じてそれを利用するという方法をとっています。

食物からATPを得る反応は図2-10に示すような方法で行われます。摂取されたタンパク質、炭水化物（糖質）、脂

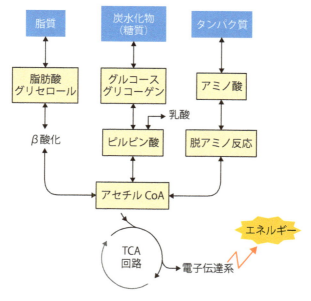

図2-10 エネルギー産生と栄養素
麻見直美、塚原典子『好きになる栄養学』

質は消化管で消化され、小腸などの消化管細胞に吸収され、そして循環血液に入ります。からだの各組織細胞に運ばれ、例えばグルコースなら促通拡散によって細胞内に取り込まれます。促通拡散については④で述べます。

そのあと最も重要なのはミトコンドリア内膜にあるNAD（ナッド：ニコチンアミドアデニンジヌクレオチド）と呼ばれる電子伝達体の働きです。これは、体内では全ての細胞に存在し、脱水素酵素の補酵素として働いていて、酸化型（NAD$^+$）と還元型（NADH：ナッドエイチ）の2

つの状態をとり得ます。NADHは細胞内でATPが産生される際に側面からサポートしますが、その働きは、グルコースがミトコンドリア外で解糖系によってピルビン酸にまで代謝されてからミトコンドリア内に入りATPを作る際に特に重要です。なお、解糖系もクエン酸回路(TCA回路)もミトコンドリア内に存在します。

③細胞は細胞膜タンパク質の働きによってイオンを移動させ、膜電位を形成する

　細胞膜のところで述べたタンパク質グループの1つは、からだの各細胞群、臓器／器官のもつ特有な機能のために働きますが、もう1つのタンパク質グループ、膜輸送タンパク質は、イオンポンプとイオンチャネルを作って、からだの全ての細胞において共通に膜電位を形成するという働きをしています。なお、イオンチャネルには、膜電位の変化によってゲートが開く電位依存性と呼ばれるものと、特異的な化学物質と結合したときにゲートが開くリガンド依存性のものがあります。後者については、それぞれの細胞の働きのところで述べることにして、ここでは電位依存性イオンチャネルについてお話しします。

　細胞膜は外界と内部を隔てていますが、このことは細胞が内部に必要なものを溜め込むことと、不要なものを積極的に排除することを可能にしています。必要なものとしては、このあと述べる細胞小器官や種々のタンパク質など、不要なものとしては老廃物や毒素などがありますが、それ以外にも、細胞は特定のイオンを選択的に取り込んだり、

別のイオンを選択的に排出することによって、細胞内外のイオンの分布差を作っています。そして、イオンの分布差を生じさせる要素としてイオンポンプが存在しています。

このように細胞内外で濃度差を生じさせられているイオンは電荷をもっているので、細胞内外の電気的ポテンシャルの差を作っています。イオンの分布差そのものが細胞内外に電位の差をもたらすことになります。これを膜電位と呼び、あらゆる生物の細胞がもつ共通原理です。

膜電位がなぜ必要なのかと言うと、細胞内外に大きな電位の差を作っておくことにより、その電位差を利用した素早い情報伝達が可能になるということにあります。ダムによって水位の差を作っておけば、その開放によって水力発電ができることと同じと説明されています。電位差を一気に開放するのがイオンチャネルです。

もう少し詳しく膜電位の原理を説明しましょう。すでに述べましたが、細胞膜の重要な性質の1つとして、細胞膜の脂質二重構造の内部は疎水性であることが挙げられます。このため、イオンは細胞膜を介して自由に行き来することができません。イオンポンプはATPなどのエネルギーを利用して特定のイオンを能動輸送するタンパク質で、膜内外のイオン組成の違いがどうであろうが常に一方向から他方向へ能動的にイオン輸送を行います。

もっとも有名なイオンポンプとしてナトリウム-カリウムポンプがあります。このポンプは3個のナトリウムイオン（Na^+）を細胞外へ汲み出すとともに、2個のカリウムイオン（K^+）を細胞内に汲み入れるタンパク質です

2章 細胞の構造と働き

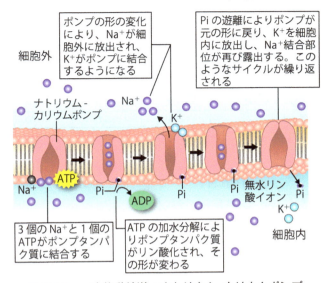

図2-11 一次能動輸送：ナトリウム-カリウムポンプ
D.サダヴァほか著、石崎泰樹・丸山敬監訳『カラー図解 アメリカ版 大学生物学の教科書 第1巻 細胞生物学』

（図2-11）。このポンプのおかげで細胞内はナトリウムイオンが少なく、カリウムイオンが多い状態が維持されています（表2-2）。その他、カルシウムイオンや水素イオンを輸送するポンプなども存在します。

イオンポンプの活動によっていったんイオン分布の差が生じると、次はその濃度差を利用した受動輸送が可能になります。この受動輸送はイオンチャネルと呼ばれるタンパク質（図2-12）で行われます。イオンチャネルは、膜内外で濃度差があるイオンを、イオン濃度の高い方から低い方へ拡散させるイオンの通り道です。その方向には選択性は

43

表2-2 細胞外液と細胞内液のイオン組成の違い
哺乳類神経細胞内外のイオン濃度で表す

イオン	濃度 (mmol/L H$_2$O)		平衡電位 (mV)
	細胞外液	細胞内液	
ナトリウムイオン Na$^+$	150.0	15.0	+60
カリウムイオン K$^+$	5.5	150.0	−90
塩素イオン Cl$^-$	125.0	9.0	−70

静止膜電位＝−70mV

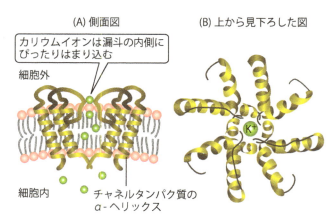

図 2-12　カリウムチャネル
D. サダヴァほか著、石崎泰樹・丸山敬監訳『カラー図解 アメリカ版 大学生物学の教科書 第1巻 細胞生物学』

なく、膜電位がない時は常にイオンの濃度勾配に従った輸送です（図2-13）。

いくつものタンパク質の働きによって、イオンは絶えず細胞内外を移動していることが分かったと思います。しか

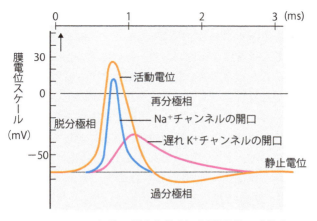

図2-13 細胞の興奮と抑制―活動電位の発生と膜のイオンチャンネルの開口

し、その移動はある条件においては「見かけ上」なくなります。このような条件をもたらす膜電位を「静止膜電位」と言い、細胞は一種の定常状態、「分極」状態にあると言います(図2-13)。ただし、この条件においてもイオンの流出入は続いていて、単位時間当たりに流出するイオン総電荷量と流入するイオンの総電荷量は一致していて、かつその状態が長く続くような条件が静止膜電位なのです。

膜電位の測定は当初は細胞内外にそれぞれ1本ずつ電極をおいて行われていました。適当な増幅器を通して陰極線オッシロスコープに連結された2本の電極を1本のカニやイカにある巨大な無髄神経細胞（軸索に髄鞘をもたない神経細胞：4章2節参照）の軸索（突起部分）上に置くと

両電極間には全く電位差が見られません。しかし、2本の電極のうち1本を軸索内に刺入すると、静止時には細胞外に対して細胞内が陰性である一定の電位差が観察されました。最近では電解液で満たした細いガラス管電極を細胞に当てて測定するパッチクランプ法で行われています。これらのいわゆる電気生理学的な方法で測ってみると、からだのどの細胞においても膜の内側は外側に対してマイナスになっていて、その電位の大きさは細胞の種類やその置かれている条件によって異なるとは言え、だいたい−60〜−90mVの範囲にあることが分かりました。

④細胞は細胞膜タンパク質の働きによってアミノ酸や糖質を通過させ、拡散させる

　拡散とは、気体や液体中の物質粒子（分子、イオンなど）がその運動によって気体や液体の体積いっぱいに広がることです。小分子は単純拡散で膜のリン脂質二重層を通過します。疎水性の（したがって脂溶性の）分子も膜に容易に入りこみ、通過することができます。しかし一方で、イオンやアミノ酸、糖質などの荷電した分子や極性（内部に電気的な偏り）のある分子は、膜を容易に通過して拡散することができません。

　この問題に対処する方法が2つあります。1つは膜内在性タンパク質がこれらの物質が通過するチャンネルを形成する方法(図2-14上)、もう1つはこれらの物質がキャリヤー（担体）タンパク質と呼ばれる膜タンパク質に結合することにより、その拡散をスピードアップする方法(図2-14下)で

2章 細胞の構造と働き

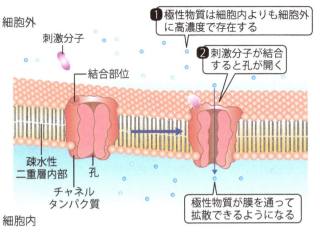

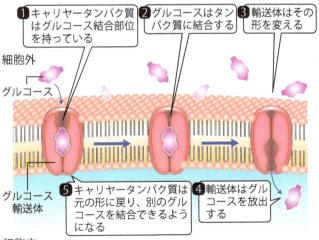

図 2-14 促通拡散
D. サダヴァほか著、石崎泰樹・丸山敬監訳『カラー図解 アメリカ版 大学生物学の教科書 第1巻 細胞生物学』より一部改変

す。これらの方法は、いずれも促通拡散（そくつうかくさん）と呼ばれ、見事なメカニズムで物質を細胞内に通過させ、拡散させています。すでに紹介したイオンチャンネルは最もよく研究されたチャンネルタンパク質です。

⑤細胞は細胞膜を横切る方法（小胞性輸送）で巨大な物質の輸送を行う

　上記の例のように、イオンやグルコース、アミノ酸のような比較的小さい分子の物質が細胞膜を通るときは、膜の形を特に変えることなく行われますが、タンパク質やバクテリアのような巨大な分子や粒子が細胞膜を出入りする時には、膜の形の変化が起こって物質の取り込みや放出が行われます。この輸送法によって物質が細胞外に出る場合はエクソサイトーシス（開口分泌）、細胞内に物質が入る場合はエンドサイトーシスと言います。そして、このような物質の輸送にもATPが供給するエネルギーが必要であることを明記しておきます。

　さて、図2-15を見てください。細胞外へと排出される物質を含んだ小胞は細胞膜へと移動し、その小胞の細胞膜への融合、融合部の外部への開口によって小胞内の物質が細胞外へ放出されます。この過程がエクソサイトーシスで、こうして細胞内から細胞外へ分泌される物質としては、内分泌細胞で産生されたタンパク質ホルモンやペプチドホルモン、神経伝達物質、未消化の細胞内老廃物などがあります。

　一方、エンドサイトーシスは、エクソサイトーシスの逆

2章 細胞の構造と働き

(A) エクソサイトーシス

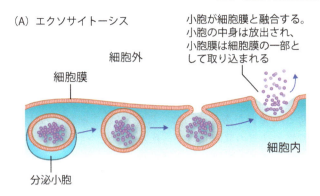

(B) エンドサイトーシス

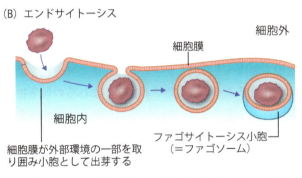

図 2-15 エンドサイトーシスとエクソサイトーシス
D.サダヴァほか著、石崎泰樹・丸山敬監訳『カラー図解 アメリカ版 大学生物学の教科書 第1巻 細胞生物学』

です。細胞外液にある物質が接触する細胞膜が窪んでいき、その窪みが閉じられて小胞が形成されます。この時、細胞膜は無傷のままです。この輸送にはいろいろなタイプがあって、食作用は、細菌、死んだ組織などを白血球のよ

うな細胞が取り込んで食べる現象です。飲作用は、取り込まれた物質が液体という違いだけで、同じ現象です。

　ここでつけ加えると、本書を書いている2013年の秋、ノーベル生理学・医学賞の受賞者が、J.ロスマン、R.シェクマン、T.スードフという米国の3人の教授たちに決まったとの発表がありました。この賞は、「細胞における物質輸送の仕組の解明」に贈られるとされ、まさに、上記した小胞の働きを発見したのでした。

⑥細胞は細胞同士の情報連絡を化学物質によって行う

　細胞同士は化学的な情報伝達物質によって互いに連絡し合っています。組織によっては、いくつかの情報伝達物質が細胞外液を経ることなくギャップ結合（後述）を通って細胞から細胞へと移動します。さらに細胞外液に分泌された化学物質によっても影響されます。これらの化学物質は細胞膜表面や細胞質内、あるいは核内にある受容体タンパク質と結合して細胞内変化を引き起こして生理的効果をもたらします。

　このような方法で行われる細胞間のコミュニケーションには図2-16のような種類があります。神経性コミュニケーションは、神経細胞や筋細胞との結合部で神経細胞から神経伝達物質が分泌され、例えばシナプス間隙のような狭い隙間を経て、後シナプスニューロンに作用します。内分泌性コミュニケーションは、ホルモンや成長因子が循環血液によって細胞に到達し、作用します。傍分泌（パラクリン）性コミュニケーションは、細胞の生成物が細胞外液に

情報 伝達系 各伝達系 の特徴	ギャップ 結合	シナプス性 (神経性)	傍分泌性 および 自己分泌性	内分泌性
メッセージ 伝達	直接、 細胞より 細胞へ	シナプス 間隙を経て	間質液中の 拡散により	循環血流 により
局所的 または 全身的	局所的	局所的	局所周辺	全身的
特異性の 基盤	所在位置	所在位置 および 受容体	受容体	受容体

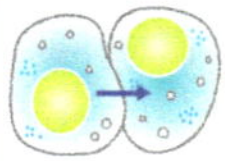

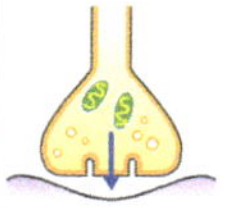

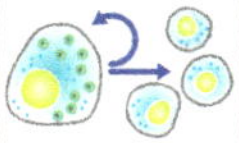

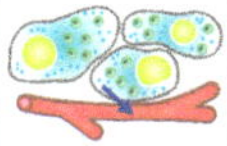

図2-16 細胞間コミュニケーションの種類と特徴
傍分泌性:パラクリン性　自己分泌性:オートクリン性

放出されて、近隣の細胞にまで拡散して作用します。さらに、自己分泌性と言って、細胞が分泌した化学物質がその細胞自身に作用するという場合もありますし、神経分泌性といって、神経性と内分泌性の中間的な方法をとる場合もあります。

化学的物質には、アミン、アミノ酸、ステロイド、ペプチドなどがありますが、重要な点は、どの物質もからだの中のいろいろな場所において、傍分泌性、神経性、内分泌性などいずれの方法でも働くことができるということです。

3章 生理学の基本に受容器と効果器の考えを置く

　これから、これまで述べたからだの細胞を大まかに分けて細胞群、組織／器官群として、それぞれの構成／機能を述べていきます。ただ、その前提として、それぞれの細胞群、組織／器官群が一定の原理のもとに構成され、機能しているということを知るのはたいへんに有効なので、まず、そのことをお話ししておこうと思います。つまり、その原理を知っていれば、あらゆる細胞群、組織／器官群の構成と機能を、ただただ知識として教えられるのではなく、時には自分で推測することも可能になると思うからです。

　その原理とはなんでしょうか。私が最も尊敬する生理学者の一人である時実利彦先生が、その編書『脳の生理学』(1966) の序章で、卓越した表現で書かれていますので、それを引用します。

「人間をはじめあらゆる動物の生きる姿は、身体の外部環境や内部環境の変化（刺激stimulus）を受け入れ、それに対処しておこった反応（response）とみることができる。この刺激－反応の系列の究極の目標は、健全な生命の基盤にたって、個体維持と種族保存の基本的生命活動（本能行動）をたくましく推進してゆき、適応的、創造的な行動を能率的に展開してゆくことである」

　そして、この本のテーマが脳であるため、例えば神経系

3章 生理学の基本に受容器と効果器の考えを置く

について、

「刺激の受けいれは受容器（receptor）で、反応の発現は効果器（effector）で営まれる。そして、受容器は感覚細胞を主体とする感覚器であり、効果器は運動効果を起こす筋肉と分泌効果を起こす分泌腺である。多細胞動物では、受容器と効果器との直接的な連結の型式よりも、仲介の細胞によって連結している型式の方が多く見られる。しかも、仲介の細胞が多くなって、複雑な網状の連結の型式が多い。この仲介の細胞が神経細胞の原型であって、網状の連結を神経網（nerve net）と言い、海綿動物や腔腸動物にみられる。このような分散神経系では、神経細胞は受容器が受け入れた刺激を神経の言葉、すなわちインプルス（impulse）になおして効果器へ伝える伝導器としての働きを営んでいる」

と、基本の構造／機能を記述しています。

そこでこの本では、刺激の受け入れに関わる受容器としての感覚受容器細胞の働きについては4章と6章で、反応の発現に関わる効果器としての筋肉細胞の働きについては4章、7章、8章と、下巻の12章、14章でお話しします。受容器と効果器の関連形成については5章で説明します。

一方で、われわれの体は神経系だけの調節下にあるわけではなく、内分泌系の調節のもとにもあること、また近年には免疫系も含めた三大調節系が強調されています。とは言え、生体調節系としての免疫系の解説は専門の本に譲り、この生理学の本では神経系と内分泌系の二大調節系を主軸に解説していこうと思います。

53

内分泌系においても、その働きの基本が受容器と効果器の関係であることに変わりありません。ただし神経系で使用される情報手段は細胞が作る電気信号と化学物質（2章参照）ですが、内分泌系では細胞が作る化学物質、ホルモンを使用します。電気信号と化学物質による情報伝達は局所的、かつ素早いのが特徴ですが、ホルモンによるものは広範に、ゆっくり行われるのが特徴とされています。しかし、情報伝達のしかたが異なるとは言え、受容－反応という基本原理は共通なのです。そして、からだの全ての器官、機能が両系の支配下にあるわけではなく、神経系による調節を主に受けるものから、内分泌系による調節を主に受けるものまでバリエーションがあります。

　生体調節系における受容－反応の基本原理を踏まえて、前編では主に神経系による生体調節、後編では主に内分泌系による生体調節について述べることにします。

4章 電気的興奮をする神経細胞、筋細胞、感覚受容器細胞

　これからお話しする神経細胞、筋細胞、感覚受容器細胞は、3章で述べた受容器と効果器の機能的連関を具現する基本的な細胞群の1つで、いわゆる生体の二大調節系の1つ、神経系の構成成分です。

　感覚受容器細胞は目、耳、鼻、舌の特殊感覚と皮膚、筋肉の体性感覚、そして内臓からの内臓感覚といったこれらの情報を中枢に伝えます。その情報を伝える仲介をするのは神経細胞です。この感覚情報に対応して中枢から出される情報はやはり神経細胞によって仲介されて効果器としての筋細胞に伝えられ、反応が起きます。

　感覚の種類と、効果器が骨格筋か、あるいは心筋／平滑筋かによって、この過程にかかわる神経系を、それぞれ体性神経系と自律神経系に分けますが、ここでは、系＝システム　としての詳細をお話しする前に、3つの細胞要素が共通にもつ電気的性質について説明することにします。

1　神経細胞、筋細胞、感覚受容器細胞が発生する活動電位

　あらゆる細胞膜は静止膜電位で定常状態を維持していますが、言葉を替えると、これは膜が「分極（ぶんきょく）」している状態であると言えることを2章でお話ししました。そして、ここからプラス方向に膜電位が変化すると、これは「脱分（だつぶん）

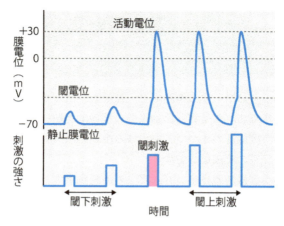

図 4-1　閾下刺激、閾刺激、閾上刺激と活動電位の発生
貴邑冨久子、根来英雄『シンプル生理学　改訂第6版』p18, 2008,
南江堂より許諾を得て転載．一部改変

極」、さらにマイナス方向に変化すると「過分極」と表現します。なお、必ずしも膜電位がプラスに変化しなくても、−70mVから−30mVへの変化でも脱分極です。いったんプラスに転じた膜電位が再度、静止膜電位に戻ることを「再分極」と言います。

　ここからは、図2-13と図4-1を参考にしてください。まずこのような膜電位の変化の中で、何らかの刺激に応じて膜電位が一時的に逆転して細胞内部が外部に対してプラスになる（オーバーシュート）現象を「活動電位」と言います。活動電位はスパイクやインパルスとも呼ばれます。また活動電位に達することをfire（ファイアー＝発射する、発火する）とも表現します。主としてナトリウムイオンとカリウムイオンが、細胞内外の濃度差に従ってイオンチャネル

4章　電気的興奮をする神経細胞、筋細胞、感覚受容器細胞

を通じて受動的拡散を起こすことにより生じます。

　通常、細胞膜はカリウムを比較的よく通すがナトリウムは通しにくいという性質があります。しかも、わずかに膜を通るナトリウムは、膜にあるナトリウムポンプの働きで絶えず汲みだされているため、事実上、細胞膜はナトリウム不透過性です。しかし、何らかの刺激によって膜内外に生じていた膜電位差が変化するとナトリウムの膜透過性が変化します。何らかの刺激とは、例えば神経細胞では電気刺激や化学伝達物質、感覚受容器細胞では感覚刺激などです。

　この膜透過性の変化というのは、電位依存性のナトリウムチャネルの開閉状態が変化するということです。もし膜電位差が減少して、あるところまで脱分極が起こるとナトリウムチャネルのゲートが開き、つまり透過性が上昇して、ナトリウムは一気に細胞内に流入します。この時、カリウムチャネルを介するカリウムの透過性はほとんど変化しないので、膜電位が逆転して、膜の内側がプラスに、外側がマイナスになるのです。

　ここで、「あるところまで脱分極が起こると」と述べましたが、もう少し説明が必要でしょう。実験的には、電気刺激が膜電位を約 $-50\mathrm{mV}$ に減少させるまで、刺激の大きさに従って脱分極は徐々に進行します。しかし $-50\mathrm{mV}$ という値にまで膜電位が減少した時、膜の透過性が急速に高まり、ナトリウムが細胞内に流入します。この際、そのような大きさの脱分極を閾電位と言い、閾電位まで膜電位を脱分極させる強さの刺激を閾刺激と言います。

このようなナトリウムの透過性の上昇は1ms（1000分の1秒）内に終わり、その後、カリウムの膜透過性の上昇が起こって細胞内カリウムの細胞外への流出が始まり、膜電位の逆転と再分極が引き起こされます。多くの場合、過分極の段階もあります。

　活動電位の性質についての説明がもう少し必要です。もし閾刺激より弱い刺激（閾下刺激）で脱分極を起こしたら、その結果はどうなるでしょうか。その際は、刺激を除くと活動電位を発生せずに膜電位は元に戻ってしまいます。では、刺激の強さをさらに増して閾刺激よりも強い刺激（閾上刺激）を与えたら、どうでしょうか。その際の活動電位の大きさは、閾刺激で刺激した場合と同じなのです。このように、閾下刺激では反応は起こらないけれど、閾上刺激でも閾刺激と同じ大きさの反応しか起こらない場合、その反応は「全か無かの法則」に従うと表現されます。

　活動電位のもう1つの性質は、最初の閾刺激に応じて活動電位が起こったあとは、一定時間、刺激に応じた活動電位の発生が起こらない、ということです。この期間を不応期と呼びます。最初の活動電位の開始から約1msの間はいかに強い閾上刺激でも次の活動電位は起きず、絶対不応期と言いますが、その後は、閾刺激では発生しないけれど、閾上刺激では発生する時期となり、この時期は相対不応期と言います。

　活動電位、つまりは電気信号ですが、これは動物においてさまざまな種類の細胞で生じ、最も広くは神経系におい

て、神経細胞同士での情報伝達において、また神経細胞から筋細胞や腺細胞などの他の組織に情報を伝達するために使われています。それは、活動電位が細胞膜上の1ヵ所に留まらず、膜上を進む（伝導）性質をもつからです。筋肉も活動電位を発する組織として有名で、神経や筋肉における活動電位の発生という現象は、しばしば「電気的な興奮」という言葉で表現されます。ただし、活動電位は植物にも存在することが分かっています。

2 電気的興奮をする神経細胞

神経細胞（ニューロン）の構造

神経細胞はニューロンと呼ばれることも多く、この本でも時にニューロンと記載することになると思いますが、2つの用語に特別な区別はありません。

神経細胞は、数μmから100μmを超える細胞体と突起から成っていて、これを神経単位あるいは神経元と呼びます。突起には興奮を受ける比較的短い数本の樹状突起と興奮を伝える長さが1mを超えることもある1本の軸索あるいは神経突起とがあります（図4-2）。ただし、何本もの軸索突起をもつもの、多数の樹状突起をもつもの、あるいは欠くものなど、非常にいろいろなバリエーションがあります。軸索は糸のように細く長いので神経線維とも呼ばれます。このように長い突起をもつのはニューロン特有の形態的特徴です。

神経細胞の核は円形で、クロマチン（DNAとタンパク質の複合体）はわずかです。細胞質はリボソームが豊富で、

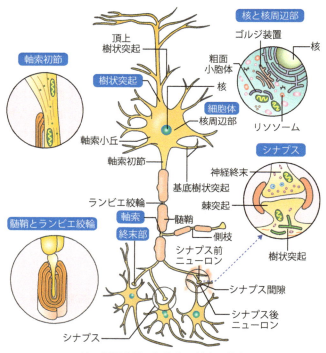

ニューロンは、樹状突起、細胞体、軸索、終末部から構成され、その機能的役割に応じて特殊で特徴的な形態をとる

図 4-2 ニューロンの構造

粗面小胞体、ゴルジ装置、ミトコンドリア、リソソームも発達しています。樹状突起の細胞質も細胞体と同様ですが、軸索にはリソソームや粗面小胞体は見られず、微小管やニューロフィラメントが豊富にあります。

神経線維は、髄鞘(ずいしょう)で覆われている有髄(ゆうずい)神経と、覆われ

ていない無髄神経に分類されます。神経系には神経細胞以外にグリア細胞（神経膠細胞）があり、末梢神経ではシュワン細胞（鞘細胞）と呼ばれるグリア細胞が、中枢神経ではオリゴデンドロサイト（希突起膠細胞）と呼ばれるグリア細胞が軸索を覆って髄鞘を作っています。これらのグリア細胞は脂質を主成分としていて、電気抵抗が高く、軸索を周囲から絶縁する働きをしていますが、一定の間隔で切れ目があります。この切れ目はランビエ絞輪と呼ばれます。

🟢 神経細胞の活動電位（興奮）の伝導

　活動電位が動物に限らず植物でも、そしてさまざまな種類の細胞で発生することを前節の最後の細胞膜の項でお話ししました。最も広くは神経系において、神経細胞同士での情報伝達において、また神経細胞から筋細胞や腺細胞などの他の組織に情報を伝達するために使われています。ここでは軸索突起をもつ神経細胞で起こった活動電位が、細胞膜上を伝導する現象をお話しします。神経細胞のように長い軸索突起をもつ細胞に活動電位が発生する時は、それは1ヵ所に留まらず、また細胞全体の膜電位が一挙に変わることもなく、その活動電位は軸索に沿って進みます。これを興奮の伝導と言います。

　興奮が神経の軸索を伝導する仕組は以下のようです（図4-3）。まず、軸索の膜の1ヵ所に活動電位が生じると、その部分とすぐ隣の部分との間に局所電流と呼ばれる小さな電流が流れます。この電流は、細胞膜内では興奮部から非

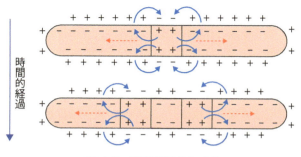

図 4-3 興奮伝導のしくみ
貴邑冨久子、根来英雄『シンプル生理学 改訂第6版』p22, 2008, 南江堂より許諾を得て転載. 一部改変

興奮部へ、細胞膜外では非興奮部から興奮部へと向かい、隣接部の膜電位を脱分極させます。

無髄神経ではこの興奮が連続的に伝導していきます。しかし、有髄神経では髄鞘の絶縁性が高く、これに囲まれている部分には活動電位は発生せず、髄鞘がとぎれている部分、つまりランビエ絞輪の部分にだけ活動電位が生じます。したがって局所電流は興奮しているランビエ絞輪から隣のランビエ絞輪へととびとびに伝播するので跳躍伝導と呼ばれます。そのため、有髄神経では同じ太さの無髄神経におけるよりも速く伝導します。

🟢 神経線維の分類

活動電位の伝導する速さが、その神経線維が有髄か無髄かで違うことを述べましたが、軸索の太さにも関係することが下等動物を用いた電気生理学的な測定から明らかにされています。主にその結果から表4-1Aに示すような神経

表4-1A　ErlangerとGasserによる神経線維の分類

線維の型	機能（例）	平均線維直径（μm）	平均伝導速度（m/s）
Aα	筋紡錘一次終末の求心性線維、骨格筋を支配する運動線維	15	100
Aβ	皮膚の触覚、圧覚の求心性線維	8	50
Aγ	筋紡錘を支配する運動線維	5	20
Aδ	皮膚温度覚、痛覚の求心性線維	3	15
B	交感神経節前線維	3	7
C	皮膚痛覚の求心性線維、交感神経節後線維	0.5（無髄）	1

表4-1B　LloydとHuntによる神経線維の分類

群	機能（例）	平均線維直径（μm）	平均伝導速度（m/s）
I	筋紡錘一次終末の求心性線維、腱紡錘の求心性線維	13	75
II	皮膚の機械受容器（触、圧覚）の求心性線維	9	55
III	筋の深部圧覚受容器の求心性線維	3	11
IV	無髄痛覚線維	0.5	1

線維の分類がなされていますが、その他、表4-1Bに示すような、感覚受容器からの神経線維のみについての分類も行われています。いずれにしても、この分類から、太い神経線維ほど活動電位の伝導速度が高いことが分かります。

● シナプス

　神経細胞間あるいは神経細胞と筋細胞のあいだに形成されている情報伝達などの神経活動に関わる接合部位をシナプスと言います。

　細胞体から出て長く伸びた軸索突起は数百以上の枝分かれをして、他のニューロンの細胞体あるいは樹状突起の表面でわずかの間隙(かんげき)（シナプス間隙と呼ばれます）を残して接合しています（図4-3,4-4）。ここで、シナプスに情報を送り込む側のニューロンをシナプス前ニューロン、情報を受けとる側のニューロンをシナプス後ニューロンと呼びます。体性神経系（5章2節参照）の遠心性神経（中枢から末梢へ情報を伝達する神経：5章2節参照）である運動神経が骨格筋線維と接合している部分は特に神経筋接合部と呼びます。ここで、シナプス後ニューロンの膜をシナプス後膜(こうまく)と言います。

　シナプス前ニューロンの神経終末(しゅうまつ)はわずかに膨らんでいてシナプス小頭(しょうとう)と呼ばれ、シナプス小頭には神経伝達物質（化学物質）を膜で包みこんだ多くのシナプス小胞(しょうほう)が含まれています。活動電位が到着してこのシナプス小頭が脱分極すると、シナプス小頭中の神経伝達物質、例えばアセチルコリンやドーパミンと呼ばれるさまざまな化学物質がシナプス間隙に放出されます。この化学物質がシナプス後膜にあるチャネルや受容体に結合するとシナプス後膜のイオン透過性が変わり、その部分の膜電位が変化します。

　ここでつけ加えると、このようなシナプスは化学物質を

4章 電気的興奮をする神経細胞、筋細胞、感覚受容器細胞

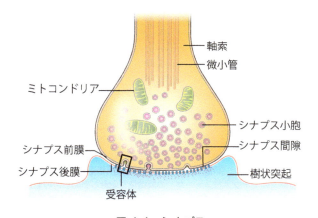

図 4-4 シナプス
F. ブルームほか著、中村克樹・久保田競監訳『新・脳の探検』

仲介役として情報伝達するので化学シナプスと言います。これは、細胞間がイオンなどを通過させて直接イオン電流が流れることによって細胞間の情報伝達が行われる電気シナプスと区別されます。電気シナプスは、無脊椎動物の神経系で一般的ですが、脊椎動物でも網膜の神経細胞間、心筋の筋線維間などで見られます。

さて、もし化学物質がシナプス後膜のナトリウムイオンの透過性を増すような物質であれば、シナプス後膜は脱分極性の変化を起こします。この時の膜電位変化を興奮性シナプス後電位（excitatory post-synaptic potential：EPSP）と言い、このようなシナプスを興奮性シナプスと言います。一方、放出される化学物質がシナプス後膜に過分極を起こす場合の膜電位変化は抑制性シナプス後電位

65

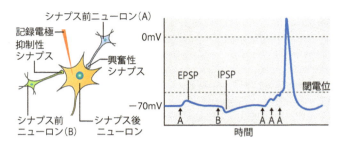

図 4-5　興奮性シナプス後電位(EPSP)と抑制性シナプス後電位(IPSP)

左図のようにシナプス後ニューロンの膜電位を記録しながら、興奮性シナプスを形成しているシナプス前ニューロン(A)を刺激するとEPSPが記録される。また、抑制性シナプスを形成するシナプス前ニューロン(B)を刺激するとIPSPが記録される。右図の矢印はニューロン(A)、ニューロン(B)の刺激した時点を示す。ニューロンAを繰り返し刺激して、EPSPが重なり、電位が閾電位に達すると活動電位が生ずる。

貴邑冨久子、根来英雄『シンプル生理学　改訂第6版』p26, 2008, 南江堂より許諾を得て転載. 一部改変

(inhibitory post-synaptic potential：IPSP) と言い、そのようなシナプスを抑制性シナプスと言います。1つのシナプス後膜にEPSPとIPSPが生じるような神経連絡がある場合、それらは時間的、空間的に加算され、もし電位が閾電位に達すると活動電位が生じます（図4-5）。

3　電気的興奮をする筋細胞

筋細胞は、受容-反応系の中で、効果器を成します。骨格筋細胞、平滑筋細胞、心筋細胞が区別されますが、それぞれは集合して骨格筋、平滑筋、心筋という組織を作ります。それぞれの筋肉は構造的特徴、主な働きなどで表4-2

表4-2 筋肉の分類とその特徴

筋肉の種類	主な機能	横紋の有無	支配神経	随意性の有無
骨格筋	骨格の位置関係の変化または維持→身体の運動と姿勢の維持	あり	体性神経（運動ニューロン）	あり
心筋	心臓のポンプ作用	あり	自律神経	なし
平滑筋	臓器の運動	なし	自律神経	なし

のような特徴をもち、異なる役割を果たしています。しかし、すべての筋細胞は神経細胞と同じように刺激によって活動電位を生じ、しかも、神経細胞と違って興奮した時に収縮するという共通の特徴をもっています。ここでは、筋組織ごとの構造と収縮の仕方について説明します。

骨格筋細胞の構造

からだの筋組織の大部分を構成しているのが骨格筋で、関節をまたいで2つの骨に付着し、その収縮により関節を曲げたり伸ばしたりする役割をもちます。ただし、外尿道括約筋や外肛門括約筋のように骨と関係のない骨格筋もあります。正常な状態では神経からの刺激、それも意志による随意性の刺激によって収縮するのが特徴です。

骨格筋は多くの骨格筋細胞（筋線維）と結合組織から構成されています。ヒトの骨格筋細胞は直径約0.05～0.1mmで、長さは数～数10cmと、筋肉によって異なります。筋細胞内には多くの核やミトコンドリア、筋小胞体（SR）などの細胞内小器官と筋原線維があります。筋細胞は数本で筋細胞束（筋線維束）を構成しています。

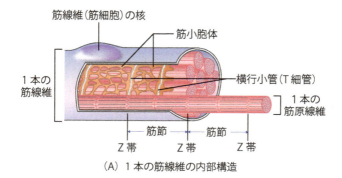

(A) 1本の筋線維の内部構造

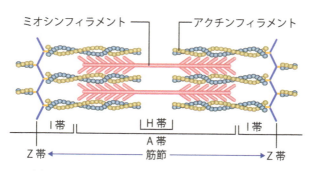

(B) アクチンフィラメントとミオシンフィラメントの配列

図4-6　筋線維の構造
河田光博、三木健寿編『解剖生理学　人体の構造と機能』

　骨格筋細胞を顕微鏡で観察すると明暗の縞模様（横紋）が規則的に見られます（図4-6）。これは筋原線維の部位によって屈折率が違うためです。明るいⅠ帯の中央には暗いZ帯があり、暗いA帯の中央にはいくらか明るいH帯があります。2つの隣り合ったZ帯の間を筋節（きんせつ）と呼びます。

　個々の筋節は太い筋フィラメントと細い筋フィラメント

と呼ばれる2種類のフィラメントの集合体で、前者はミオシンというタンパク質、後者はアクチン、トロポミオシン、トロポニンT、I、Cというタンパク質から成っています。なお、ミオシンとアクチンは収縮タンパク質ですが、トロポミオシンとトロポニンは、ふだん、筋肉を収縮しないようにしている役割をもち、調節タンパク質と呼ばれます。横紋に見える縞模様はこれらのタンパク質が整然と配列されているためで、太いフィラメントが並列してA帯を、細いフィラメントの配列が密度の低いI帯を作っています。

　骨格筋の細胞には、速く収縮し、収縮の持続時間が短いものと、ゆっくり収縮し、収縮の持続時間が長いものがあります。速い筋細胞を多く含む筋肉は速筋（II型筋）と呼ばれ、色が薄いことから白筋とも言います。遅い筋細胞を多く含む筋肉は遅筋（I型筋）と呼ばれ、暗赤色に見えるので赤筋とも言います。白筋と赤筋とでは含まれる代謝酵素が異なるため、組織化学的な染色で染め分けることができます。これは、速筋と遅筋を支配する運動ニューロンが異なることと関係していると言われます。機能的な側面からは、白筋は速い瞬発的な運動、例えば眼球の動きやランニングなどに適し、赤筋は長く持久的な収縮、つまり姿勢の維持を行うのに適しています。

🟢 骨格筋の収縮の仕組
①体性神経系の遠心性神経と骨格筋の連絡のしかた
　あらためて後述しますが、理解のためにここで補足説明

をしておきます。

　神経細胞群は体性神経系と自律神経系を構成し、体性神経系は骨格筋細胞を、自律神経系は内臓平滑筋と心筋を、それぞれその遠心性神経線維によって支配します。ただし、体性神経系のうち、脊髄前角運動神経細胞から発して体幹や四肢（両手と両足）の骨格筋に分布する遠心性神経は特に運動神経（ニューロン）と呼ばれています。そして、さらに詳しくは、a（アルファ）という最も伝導速度の高い太い線維で、a運動神経とも呼ばれます（表4-1A参照）。

　なお、1個のa運動神経とそれによって支配される筋線維群を「運動単位」と言います。また、1個の運動ニューロンが支配する筋線維の数を、その運動単位の神経支配比と言います。神経支配比は、一般の指の筋や眼筋などのように微妙な運動に関与する筋で小さく、四肢の近位筋（体幹に近い筋）や体幹筋など、粗大な運動に関与する筋で大きい、という関係にあります。

②興奮－収縮連関

　骨格筋を収縮させる情報は、脊髄前角の運動神経細胞が興奮して発生した活動電位、つまり電気信号で送られます。活動電位は運動ニューロンの軸索を伝導して効果器としての筋細胞に向かいます。運動ニューロン軸索の終末部と筋細胞の連絡部は神経筋接合部と呼ばれることは既にお話ししましたが、この場所において、収縮を起こさせる情報が筋細胞に伝達されます。成熟したおとなの正常な筋細

4章　電気的興奮をする神経細胞、筋細胞、感覚受容器細胞

胞には神経筋接合部は1個しかなく、しかも個々の筋細胞間には形態的にも機能的にも連絡がありません。

　神経筋接合部で筋細胞膜と接している運動神経終末には、シナプス前ニューロンの終末に含まれているシナプス小胞と同じような小胞があって、中にアセチルコリンが含まれています。神経終末に活動電位が到達すると、小胞のアセチルコリンが神経終末と筋細胞膜との間隙に放出されます。

　神経終末下の筋細胞膜は「終板（しゅうばん）」と呼ばれますが、ここにはアセチルコリンと特異的に結合する部位、ニコチン性受容体があります。ここにアセチルコリンが結合すると、筋細胞膜のナトリウムとカリウムに対する透過性が上昇し、膜は脱分極を起こします。この脱分極は特別に終板電位と呼ばれますが、その起こり方はシナプス後膜に生じるのと同じです。終板電位ができると、周辺部の膜と終板とのあいだに局所電流が流れ、その結果として周辺部の膜電位が閾電位に達すると活動電位が生じることになります。

　筋細胞内には筋小胞体と呼ばれる扁平な袋状の膜性構造物があって、筋原線維の周囲を取り巻いています。筋小胞体にはカルシウムイオンが蓄えられていて、その終末槽（しゅうまつそう）という部分の膜にはカルシウムイオンを選択的に通過させるカルシウムチャネルがあります。筋細胞膜に生じた活動電位は、細胞膜が細胞内に陥入した構造体である横行小管（おうこうしょうかん）（T細管）を経由して筋小胞体に伝達されます。すると筋小胞体の終末槽のカルシウムチャネルが開口して内部のカルシウムイオンが筋細胞原形質中に放出されます。これ

がきっかけとなり、収縮タンパク質である太い筋フィラメントと細い筋フィラメントの間で力が発生します。こうした筋細胞膜の興奮から筋収縮までの一連の過程を「興奮－収縮連関」と呼びます。筋細胞では、電気的現象が起こって機械的現象が引き起こされるということになります。

　筋細胞の興奮がおさまると筋細胞内のカルシウム濃度が再び弛緩レベルまで低下します。すると、太い筋フィラメントと細い筋フィラメントによる力の発生が抑制され、筋は弛緩します。

③筋フィラメントの滑走説
　筋が収縮するという過程は、分子レベルでは、細い筋フィラメント（アクチンフィラメント）が太い筋フィラメント（ミオシンフィラメント）の上を滑走することによって起こる、とされています。もう一度図4-6を見てください。筋が収縮する時は、A帯の長さが一定であるのにZ帯どうしが接近し、筋が弛緩する時は逆にZ帯どうしが遠ざかります。

　筋収縮中の滑走のメカニズムはどうでしょうか。太いフィラメントからは細いフィラメントに向けて収縮タンパク質であるミオシン頭部が突出しています。カルシウムイオンがトロポニンCに結合することによって細いフィラメントに構造変化が起き、アクチンとミオシン頭部が結合（架け橋＝クロスブリッジ　を形成）し、ついで解離する、という架け橋の運動によって細いフィラメントの滑走が起こると考えられています。

④単収縮と収縮の加重

今述べたようなメカニズムで1回の活動電位に対応して筋肉が収縮し、引き続いて弛緩するという過程を単収縮と言います。図4-7で見るように、単収縮は膜の脱分極開始後約2msで、再分極が終わらないうちに始まります。こうして筋肉が収縮するということは物体におよぼす力が発生していることであり、この力を張力と言います。単収縮の持続時間は筋の型によって異なり、「速い」筋線維（白筋）では7.5msですが、「遅い」筋線維（赤筋）では100msにもなります。速い線維は強い、素早い、おおざっぱな運動に適しているのに対し、遅い筋線維は細かい、精密な、持続的な運動に適している理由がここにあります。

さて、ここで筋線維を繰り返し刺激するとどうなるでしょう。刺激の間隔が十分長い時は1回1回の刺激に対して単収縮を起こしますが、刺激の間隔を次第に短く、前の刺激で起こった単収縮が終わらないうちに次の刺激が加えられると、2個の単収縮が重なり合って、張力は単収縮の時のものより大きくなります。この現象を「収縮の加重」と言います。さらに高頻度で刺激すると、弛緩が起こらないうちに収縮が反復して起こり、1個1個の収縮が融合して単一の連続した収縮になります。このような収縮を「強縮」と言います。この際、個々の刺激に対する単収縮が区別できる場合は「不完全強縮」、個々の単収縮が全く融合した場合は「完全強縮」と言います。完全強縮になった時の筋肉の張力は単収縮の時の張力の約4倍です。ただ

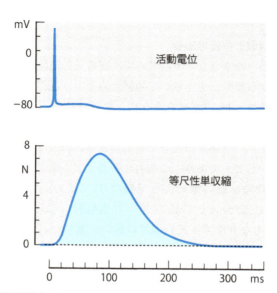

活動電位とそれによって誘発されるヒトの拇指筋（拇指内転筋）の収縮の時間経過。収縮は活動電位上昇相の約 2ms 後に始まり、100ms 以内で最大値に達する。

図 4-7 活動電位と筋収縮
R.F. シュミット著、内薗耕二ほか訳『神経生理学』

し、これは骨格筋に特有の現象で、心筋では活動電位の不応期が長いので強縮は起こりません。

⑤等尺性収縮と等張性収縮

ある物体を持ち上げようとする時、張力が物体の重さ（負荷）より小さいうちは、力は物体に加わっているが物体は動かない、つまり筋は短縮しないままで収縮しているわけで、このような収縮を「等尺性（等しい長さの）収

縮」と言います。これに対し、筋肉に発生する力が大きくなって負荷を超えると、筋肉は負荷とつりあった張力をもって短縮していきます。この収縮を「等張性（等しい張力の）収縮」と言います。いずれの収縮でも、筋肉内で起こる収縮の仕組は同じです。

普通の生活の中では、からだを動かす場合は筋肉の等張性収縮が主に行われ、何か重い物を一定の場所に支え続けるような場合や姿勢を保持する場合は等尺性収縮が主になります。

⑥筋長－張力関係

図4-8は、骨格筋の長さと等尺性収縮時に発生する張力（全張力）との関係を示しています。これは、骨格筋を2ヵ所で固定し、固定器の間の距離を変えることによって筋長をさまざまに変え、それぞれの長さでまず受動張力を測り、次いで筋を電気的に刺激して全張力を測ることで得られます。

静止状態の骨格筋を引き伸ばすと張力を発生しますが、この張力を受動張力と言い、受動張力がちょうど発生し始めるときの筋肉の長さを静止長（L_0）と言います。等尺性収縮で発生する全張力と受動張力いずれもが、明らかに筋線維の長さによって変化します。ある筋長での全張力と受動張力の差が、収縮の過程で実際に発生した張力で、これを活動張力（あるいは発生張力）と呼びます。最大の活動張力（P_0）を発生する筋の長さはほぼ静止長であり、生体内の多くの筋においてこのことが確かめられていま

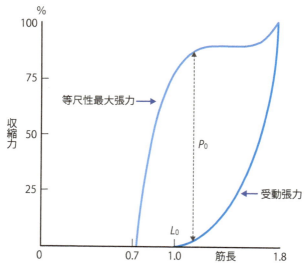

図 4-8　筋長–張力曲線と等尺性最大張力曲線
R.F. シュミット著、内薗耕二ほか訳『神経生理学』

す。

⑦筋収縮のエネルギー源と代謝

　筋肉は収縮でも弛緩でもエネルギーを必要とします。このエネルギーの直接の源はATP（アデノシン三リン酸）で、CP（クレアチンリン酸）とともに高エネルギーリン酸化合物と呼ばれます。ATPから放出されるエネルギーを使うのは、収縮の際の架け橋の運動、弛緩の際のカルシウムイオンの筋小胞体への回収、架け橋とアクチンとの結合の周期的な解離などです。そして、前にもお話ししましたが、ATP産生の場はミトコンドリアです。

4章　電気的興奮をする神経細胞、筋細胞、感覚受容器細胞

　筋肉は、静止している時と軽い作業時は、脂質を遊離脂肪酸のかたちで利用します。遊離脂肪酸の酸化でATPと、CO_2とH_2Oを作ります。しかし筋作業が強くなってくると脂質だけではエネルギー供給が間に合わなくなります。あらかじめ合成されて筋肉中に蓄えられているATPは多くなく、数回単収縮をしただけで完全に疲労してしまいます。疲労とは、長時間の反復刺激によって筋肉の収縮力が弱くなる現象です。この局面になると糖質（グルコース）が燃料の主役になり、ATPは分解されるのと同じ速さで合成されていきます（図4-9）。

　ATPは、①クレアチンリン酸（CP）とアデノシン二リン酸（ADP）からの生成、②クエン酸回路と電子伝達系による生成、③無酸素的解糖によるATP生成、という手段で供給されますが、そのためのエネルギーの多くは、血液中のグルコースを細胞内に取り入れ、CO_2とH_2Oに分解する過程で得ることになります。

　①は主に骨格筋で行われるATPを生成する最速の手段です。CPはクレアチンに1分子の高エネルギーリン酸のついたもので、筋が休息している時（例えば睡眠時）に、クレアチン＋ATP＝クレアチンリン酸＋ADP　の反応式で、1分子のATPを使ってクレアチンから1分子が生成されますが、急激な運動時にはCPからエネルギー補給をしてADPからATPを作ります。

　筋肉の収縮が長く続くときはCPの濃度も低下するのでATPを②の糖質と脂肪の酸化的リン酸化の過程によって得ることになります。さらに強度の運動を続け、酸素の供

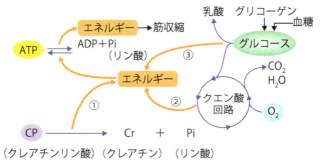

図 4-9　筋収縮のためのエネルギー供給経路
河田光博、三木健寿編『解剖生理学　人体の構造と機能』

給が不十分であるときは、③の無酸素的代謝を行うことになり、貯蔵グリコーゲンを消耗させてATPを得ることになります。この場合、最終的には乳酸が生成されるので、乳酸系と言います。

⑧筋電図

　筋線維は収縮に先立って活動電位を発生することをお話ししましたが、この活動電位を、筋に直接に記録電極を差し込んで記録したものを筋電図（EMG）と言います。また、ある筋の真上の皮膚に電極をあてることによっても電極直下の筋の集合的活動を記録することができ、これは表面筋電図と呼ばれます。

　このように細い電極を筋に刺入することで「運動単位」の活動を記録することができます（図4-10）。運動単位の発射活動は厳密に１個の脊髄前角の運動ニューロンの発射活動に対応しているので、筋電図における発射の頻度の変

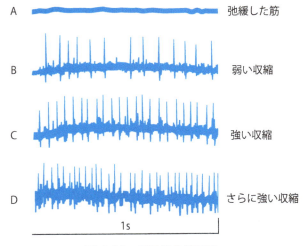

図 4-10 眼瞼筋の筋電図
Bell, Davidson, Scarborough,『Textbook of Physiology and Biochemistry』,1968 より一部改変

化を調べることは、神経筋疾患の診断の重要なてがかりとなります。

4 電気的興奮をする平滑筋細胞

平滑筋細胞の構造

　平滑筋は、消化器、呼吸器、泌尿器、生殖器の壁、脈管壁、立毛筋、瞳孔の筋、毛様体筋に見られます。骨格筋や心筋と違って、目に見える横紋をもっていません。それは、アクチンフィラメントとミオシンフィラメントが規則正しく並んでいないからです。

　その他、骨格筋とはさまざまな違いが見られます。平滑

筋細胞の直径は5μmで、長さは20（血管壁）～200μm（腸管壁）と、骨格筋細胞よりもぐっと小さく、短い、そして電顕的には、アクチンとミオシンも骨格筋の10％ほどしか含まれていない、筋小胞体はあるが、その発達は悪く、トロポミオシンはもっているがトロポニンはない、など骨格筋との違いが多く見られます。また、ミトコンドリアが少ないため、エネルギーは解糖に依存しています。

● 平滑筋の収縮の仕組
①自律神経系の遠心性神経と平滑筋の連絡のしかた

　骨格筋の説明の中で、神経系は体性神経系と自律神経系に分けられること、体性神経系では、その遠心性神経で骨格筋を支配すること、そしてこの遠心性神経は特に運動神経と呼ばれることを説明しました。一方、自律神経系では、遠心性神経は特に交感神経と副交感神経と呼ばれ、平滑筋はこれらの自律神経に支配されていることを確認しておいてください。ただし、これらの神経系の詳細については、章を改めて説明します。

　話を進めて、強調する必要があるのは、これらの自律神経と平滑筋は、体性神経系の運動神経が骨格筋との間に形成している神経筋接合部のような構造物を形成していないということです。自律神経の節後線維は終末近くではたくさんに枝分かれし、ところどころに膨隆（ふくらみ＝バリコシティー）を作り、平滑筋の上で数珠玉のようにつながって終末しているのです。その膨隆の中に、例えば交感神経ならば、通常はノルアドレナリン、副交感神経ならば

アセチルコリンなどの化学伝達物質を含んだ小胞をもっています。明らかな終板もないし、シナプス後性の特別な構造もありません。伝達物質は各膨隆から放出される構造になっていることによって1個の神経線維が多数の平滑筋細胞を支配できることになります。

② 単一ユニット平滑筋と多ユニット平滑筋

　平滑筋は構造と機能から単一ユニット平滑筋と多ユニット平滑筋とに分けることができます。

　単一ユニット平滑筋は内臓平滑筋とも呼ばれます。個々の細胞と細胞とがギャップ結合で連絡していて、シンシチウム（合胞体：細胞と細胞がくっつき合って1つの細胞になっている）として機能します（図4-11）。そのため、神経終末とシナプスを形成している細胞は少数なのですが、この連絡を通して1つの平滑筋細胞の興奮は隣の平滑筋細胞に伝えられるので、一群の筋細胞が1つのユニットとしての機能を果たします。これらの単一ユニット平滑筋には、腸管、中小血管、子宮、膀胱／尿管などの中腔臓器の壁が含まれます。これらの器官の多くは自律神経の交感神経と副交感神経の二重支配があります。

　多ユニット平滑筋には細胞間のギャップ結合はなく、興奮が細胞から細胞へと広がることはありません。個々の細胞は神経終末とシナプスを形成しているので、神経の興奮によって収縮が行われるという特徴があり、骨格筋に似ています。これらの器官は自律神経二重支配の例外で、交感神経のみの支配を受けています。瞳孔の収縮や散大を行う

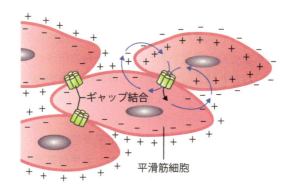

単一ユニット平滑筋細胞の密着した部分にはギャップ結合があり、そこを通して興奮が細胞から細胞へ伝わる様子を示す。

図 4-11　単一ユニット平滑筋
貴邑冨久子、根来英雄『シンプル生理学　改訂第6版』p44, 2008, 南江堂より許諾を得て転載. 一部改変

瞳孔括約筋と瞳孔散大筋、大血管の平滑筋、立毛筋などがこれに属します。

③単一ユニット平滑筋（内臓平滑筋）の膜電位と張力

　単一ユニット平滑筋は、ふつう、自律神経系の2つの遠心性の神経、つまり交感神経と副交感神経から二重の支配を受けています。ある平滑筋に対して、その一方は興奮性の化学伝達物質を放出し、もう一方は抑制性の化学伝達物質を放出します。興奮性の化学伝達物質は膜電位差を減らす方向に働き、抑制性の化学伝達物質は膜電位差を増やす方向に働くので、時間的、空間的加算（2章を参照してください）が起こり、不安定な膜電位となっています。つまり、真の意味の静止膜電位は存在せず、筋は神経支配と

は無関係に、自発的に、絶えず不規則な収縮をするという特徴があります。このようにして起こる部分的な収縮をトーヌスと言います。

しかし、単一ユニット平滑筋の収縮は外からの刺激、例えば自律神経の人工的刺激やホルモンその他の化学物質による刺激、寒冷刺激、機械的な伸展刺激などによって強く影響を受けます。いずれも平滑筋の膜電位を変えることによって作用します。特に、他の型の筋細胞とは違って、外からの神経支配がなくても引き伸ばされると膜電位が減少し、活動電位を起こして収縮するという性質があり、これは著しい特徴です。腸管の平滑筋ではこの性質が腸管の主要な働き、つまり食餌の輸送や混和運動の基盤となっています。自律神経は筋の収縮を起こすことにあるのではなく、その消化管運動のレベルを修飾することに役割があると言えます。

これに反して、多ユニット平滑筋は単一ユニット平滑筋と異なり、シンシチウムではないので、収縮は局在的です。遠心性の交感神経の刺激によって収縮しますが、単一ユニット平滑筋と同様、循環血液中の化学物質に対しても強い感受性をもちます。

心筋細胞の収縮の仕組

心筋は横紋筋である心筋細胞から成ります。組織学的に特殊心筋と固有心筋があります。交感神経と副交感神経による二重支配を受けています。

特殊心筋は興奮の生成と伝導を司る興奮伝導系を構成し

ます。質的には固有心筋と同じ構造をもちますが収縮性に乏しく、収縮より興奮伝導に関与しています。

固有心筋は、興奮させられる結果として収縮するという任務をもっているので、作業筋とも呼ばれます。筋細胞は筋原線維の集まりから成り、筋原線維の中にある収縮タンパク質も骨格筋と基本的には同じですが、枝分かれがあるところが骨格筋と違います。また心筋細胞同士の長軸方向の接合部には境界膜と呼ばれる特殊な構造があって、線維と線維が強く結合され、細胞間のつながりが維持されています。また、境界膜の部分では隣接した筋線維の細胞膜がかなりの長さにわたって融合してギャップ結合を形成しています。心筋細胞は形態上は分離していても、このような仕組で機能的にはつながっていて、心房や心室はそれぞれ一体の機能的合胞体として動作することができるのです。

正常な心臓では、興奮伝導系の特殊心筋細胞は上位からの電気的興奮を受けると固有心筋細胞にその興奮を伝達します。その結果、固有心筋全体にも興奮が起こり、心臓収縮が起こります。

①固有心筋

哺乳類の心筋細胞の静止膜電位は約 -90 mVです。刺激により伝導性の活動電位が生じ、これが収縮を引き起こします（図4-12）。

骨格筋や神経と同じように脱分極は急速に進行し、オーバーシュートがあります。この後、しばらく細胞内外の電位差が消失する「プラトー」と呼ばれる時期が続き、その

4章 電気的興奮をする神経細胞、筋細胞、感覚受容器細胞

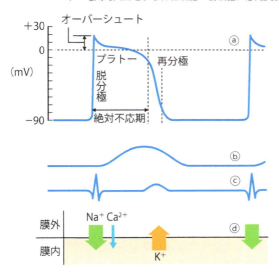

図4-12 切り出した心筋片から微小電極で記録した細胞内膜電位ⓐ、心筋片の収縮曲線ⓑ、および細胞外電極によって記録した活動電位ⓒ、イオンの流れⓓ

貴邑冨久子、根来英雄『シンプル生理学 改訂第6版』P241, 2008, 南江堂より許諾を得て転載. 一部改変

後再分極します。つまり、脱分極の時間は約2msですが、プラトーと再分極は200ms以上続きます。したがって、収縮が半分過ぎても再分極が終わりません。

プラトーという現象は骨格筋では見られない心筋細胞特有のものです。最初の脱分極と活動電位とは骨格筋に似てナトリウムイオン透過性の急速な増大のために起こりますが、プラトーはゆっくりと開始し、長時間続くカルシウムイオン透過性の増大によって起こるのです。これはなぜで

85

しょうか。

　心筋細胞の筋原線維の中にもアクチンフィラメントとミオシンフィラメントが規則正しく並んでいて、トロポニンやトロポミオシンも含まれています。しかし、筋小胞体中のカルシウム濃度は骨格筋に比べると著しく劣り、心筋を十分に収縮させるには細胞外液中のカルシウムの流入が必要なのです。そのためにプラトー相ではカルシウムチャネルがゆっくりと持続的に開き、カルシウムが細胞内に流入します。その後に、カルシウムチャネルが閉鎖、カリウムチャネルの開放によって膜電位の再分極が起こります。こうして細胞内に十分なカルシウムの供給が得られると、これがトロポニンと結合し、ミオシンフィラメント上のアクチンの滑走が起こる、そして心筋の収縮が起こることになります。

　このように心筋は、横紋をもつだけでなく、興奮‐収縮連関におけるカルシウムの役割においても骨格筋と似た性質をもっています。一方、心筋は単一ユニット平滑筋とも似ています。神経やホルモンの支配がなくても自発性の収縮をすることと、筋細胞と筋細胞がギャップ結合で結ばれていて、細胞から細胞へ興奮を伝播させる性質をもっています。この性質は、「心臓の自動性」として知られています。

　固有心筋独自の著しい特徴としては、著しく長く持続する活動電位が挙げられます。そのため、活動電位の不応期も長く、繰り返して刺激しても心筋では収縮の加重、強縮は起こりません。また、心筋は機能的合胞体として働くた

めに、心臓全体があたかも1本の筋線維のように収縮します。刺激の強さがある値以上であれば、いつでも同じ強さで収縮するという、「全か無かの法則」に従います。

②歩調とり細胞としての特殊心筋

心臓に自動性があるのは、自発的に繰り返し脱分極して活動電位を生じる「歩調とり（ペースメーカー）細胞」があり、その興奮がギャップ結合を通して筋細胞から筋細胞へ伝えられることによります。歩調とり細胞は、後述する興奮伝導系の細胞にあります。

歩調とり細胞では活動電位と活動電位のあいだ、膜電位が不安定で、常に脱分極の傾向を示し、歩調とり（ペースメーカー）電位と呼ばれます。その成因は主に歩調とり細胞の膜のカリウムイオン透過性のゆるやかな減少とカルシウムチャネル（特にL型）の開放によると考えられています。この歩調とり電位が閾値（いきち）に達すると今度はT型のカルシウムチャネルが開き、一挙に脱分極が進行して活動電位が形成されます。

生理的状態では洞房結節（どうぼうけっせつ）と呼ばれる場所の特殊心筋が心臓全体の拍動を支配し、歩調とりをしています。洞房結節がペースメーカーとなっている時の心臓のリズムを洞調律（どうちょうりつ）と呼びます。その他の特殊心筋は、正常状態では興奮伝導の機能だけを果たしていますが、この興奮が正常に起こらなくなったり、下位に伝わらなくなったりする時は、潜在的歩調とりとして活動をはじめることがあります。ただし、固有心筋は歩調とり電位は示しません。

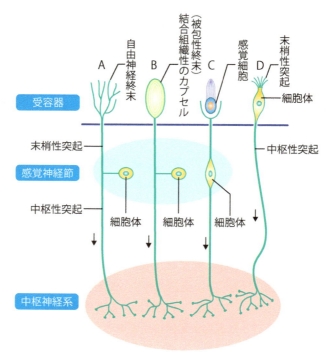

図 4-13 感覚ニューロンと受容器の構造
岩堀修明『図解 感覚器の進化』

5 電気的興奮をする感覚受容器細胞

　感覚器は生体内外環境の各種のエネルギーを感覚神経（知覚神経とも言います）の活動電位という体内情報に変換する器官です。この過程を受容と言うことをお話ししましたが、感覚器の中でこの機能を担っているのが「受容器」です。その構造は、感覚神経末端自身という簡単なも

4章 電気的興奮をする神経細胞、筋細胞、感覚受容器細胞

表4-3 感覚の分類

		感覚の種類	感覚器（受容器）
特殊感覚		視	目（杆状体と錐状体）
		聴	耳（有毛細胞）
		嗅	嗅粘膜（嗅細胞）
		味	味蕾（味蕾細胞）
		加速度	耳（半規管と卵形嚢、球形嚢）
一般感覚	体性感覚	皮膚感覚 触-圧	メルケル触覚盤パチニ小体、マイスネル小体（神経終末）
		温	（自由神経終末）
		冷	（自由神経終末）
		痛	（自由神経終末）
		深部感覚 関節の位置と運動	関節包のルフィニ小体（神経終末）
		筋の伸張	筋紡錘（神経終末）
		筋の張力	ゴルジ腱紡錘（神経終末）
		痛	（自由神経終末）
	内臓感覚	血圧	頸動脈洞や大動脈弓の圧受容器（神経終末）
		肺胞の膨満	肺胞壁（神経終末）
		血液 CO_2 分圧	頸動脈小体、大動脈小体などの化学受容器（神経終末）
		血液 O_2 分圧	延髄吸息中枢ニューロン
		血液浸透圧	視床下部ニューロン
		血糖値	β 細胞、視床下部ニューロン
		痛	（自由神経終末）

のから、感覚神経末端にシナプス結合する特殊な受容細胞までいろいろです（図4-13）。そして、表4-3に示すようなさまざまな感覚を作り出します。ただし、これらの感覚が全て意識に上るわけではないことを、まず理解しておいてください。このことは5章以降で説明します。

感覚受容器細胞に受容されるエネルギー

　生体内外のエネルギーには、触／圧（機械的エネルギー）、温かさの程度（温度的エネルギー）、光（電磁的エネルギー）、嗅、味、および血中O_2量（化学的エネルギー）といったものがありますが、これらに対応するため、受容器は構造的、機能的に分化しています。ある感覚器に属する受容器は、多種の外来エネルギーのうち特定のエネルギーにたいして他の感覚器の受容器よりもはるかに低い閾値で反応します。ある受容器がもっとも敏感に応じうるこの特別な形のエネルギーの刺激を適刺激と言います。

　なお、受容器と感覚神経線維は1対1の関係にはありません。逆に言うと、1本の感覚神経線維がただ1個の受容器を支配するということは少なく、通常、感覚神経線維は末端で分枝し、それぞれの枝が複数の受容器を支配していますので、これらを合わせて情報伝達のための「感覚単位」と言います。そして各感覚単位がエネルギー刺激を受容し得る空間的広がりを受容野と言います。受容野は互いに重複していて、与えられた刺激は多数の情報伝達ラインを介して中枢に送られることになります。

感覚受容器細胞の電気現象

　生体内外の刺激のエネルギーを受容した受容器細胞は、活動電位を発生して感覚神経に情報を送ります。その過程は、基本的に神経細胞や筋細胞において見られるのと同じで、刺激の大きさと時間経過に従って振幅が変化

4章　電気的興奮をする神経細胞、筋細胞、感覚受容器細胞

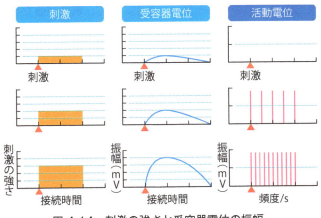

図 4-14　刺激の強さと受容器電位の振幅、
　　　　　活動電位頻度の関係
田中富久子『トコトンやさしい脳の本』

するEPSPに似た非伝導性の脱分極電位に始まります（図4-14）。ただしこの脱分極は特別に「起動電位」あるいは「受容器電位」と呼ばれます。筋細胞で終板電位と呼ばれるのと同じです。そして、受容器電位が閾値以上（10mVぐらい）になると感覚神経に1個の活動電位が発生し、情報が上位中枢に伝導されることになります。

　このような電気現象から、「感覚受容器はアナログ変換器として、感覚神経はアナログ-デジタル変換器として働く」と表現されます。感覚神経は受容器電位のようなアナログ信号を、全または無に反応する活動電位であるデジタル信号に変換しているという意味です。活動電位の頻度は受容器電位の大きさとある範囲では比例し、したがって与

えられた刺激の強さと比例します。一方、刺激が強くなるほど活動電位を発生する感覚神経の数が増えるので、情報量は1本の感覚神経の活動電位の頻度と活動電位を発生する感覚神経の数に比例することになります。

感覚神経の活動電位から成る感覚情報は中枢神経系に到達し、いろいろな中枢レベルで反射弓を形成して反射を起こしたり、大脳の新皮質に到達して感覚されますが、ここから先の話は感覚受容器細胞の範疇を超えるので、5章以降にします。

● 順応という現象

感覚受容器は、一定の強さの刺激を持続的に与えられると、おそらく受容器自身の原因で、引き起こすはずの感覚

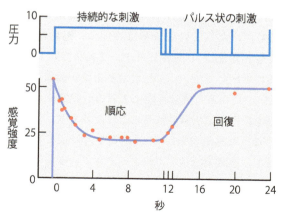

図4-15 刺激に対する感覚受容器の順応
F. ブルームほか著、中村克樹・久保田競監訳『新・脳の探検』

神経での活動電位の頻度に低下を起こします（図4-15）。この現象は「順応」と呼ばれます。その程度は感覚器の型によって異なり、触覚の受容器のパチニ小体は速くに順応します。このような受容器を「相動性受容器」と言います。一方、筋紡錘、冷／温／痛の受容器、頸動脈洞受容器、肺胞の伸展受容器は「持続性受容器」と言い、順応がゆっくりで、また不完全です。これは生体にとって有利なことで、例えば、後述する骨格筋の長さを測定する筋紡錘は長時間の姿勢保持に関与し、痛覚は侵害性となり得る刺激によって起こり、頸動脈洞は常時、血圧調節に働いているからです。

5章　神経細胞群が作るシステム

　この章に、このような見出しをつけましたが、つまりはこの後に述べることにしている神経系による生体機能調節のメカニズムの前書きとして、まず、神経細胞、筋細胞、感覚受容器細胞がどのような連絡網を形成しているかをまとめておくことにしたからです。

　3章で、時実利彦先生の言葉を引用して、われわれ動物の生きる姿は、からだの内外環境の変化を刺激として「受容」し、それに対して「反応」することにあると述べました。そして、受容 - 反応系の2つの大きなシステムのうち、内分泌系に対するものとして神経系があることをお話ししました。神経系が中心となる受容 - 反応系は、受容器細胞も効果器細胞も、またそれを結ぶ神経細胞も電気的興奮をするという特徴があります。5章と6章では、私たちのからだが、これらの特徴的な細胞群を用いて、どのように刺激の受容 - 反応をし、時実利彦先生の言葉でいう、「生きている」、そして「生きてゆく」を実現しているのかをお話ししたいと思います。

　神経系における受容 - 反応は、多くの場合、反射と呼ばれる形式をとります。ある受容器からの感覚情報は一定の神経連絡を介して、個体維持と種族保存に最適な特定の紋切り型の反応を効果器に引き起こします。からだの内外環境の刺激に対して生体が示すこのような紋切り型の反応を

「反射」と言います。

ただし、このような紋切り型の反応は、主として動物の個体維持と種族保存の基本的生命活動を推進するためのもので、特にわれわれ人間が展開する適応的／創造的な行動は、学習に基づく学習行動であると、先の時実利彦先生は言っています。われわれは与えられた環境のもとで最も効率的に目的を達成できるよう、反応を徐々に変化させていますが、このことを「学習」と言い、このような反応は、もはや紋切り型ではないというのです。

この章は、このような基本原理を頭にいれて読んでいただくと、神経系が何と理路整然とその役割を果たしているか、理解できると思います。

1 反射とは

神経系における受容-反応は、多くの場合、反射と呼ばれる形式をとります。ある受容器からの感覚情報は一定の神経連絡を介して、個体維持と種族保存に最適な、特定の紋切り型の反応を効果器に引き起こします。この、受容器から効果器に連なる神経経路を「反射弓」と呼びます。

反射弓は、受容器、求心路（脳に向かう）、反射中枢における1つまたは2つ以上の神経細胞、遠心路（脳から出る）、および効果器から構成されます。図5-1左にわれわれのからだがもつ最も簡単な伸張反射の反射弓を、図5-1右にもう少し複雑な屈曲反射と交叉伸展反射の反射弓を示しておきます。

重要なことは、われわれのからだにあるすべての受容器

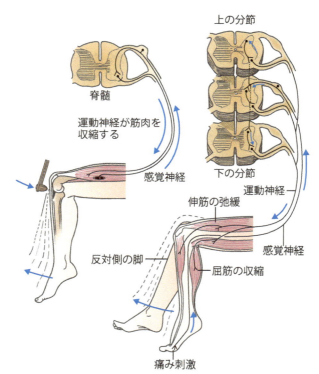

図 5-1　最も簡単な伸張反射と交叉伸展反射の反射弓
F. ブルームほか著、中村克樹・久保田競監訳『新・脳の探検』

は何らかの反射に関与しているということです。そして、これらの受容器の求心性神経（末梢から中枢に情報を伝える神経）は、その反射弓の求心路として働いています。

反射中枢の神経細胞の数は、伸張反射を除いて、常に1つ以上です。反射中枢を成す神経細胞から発する遠心性神経は骨格筋、心筋、平滑筋、分泌腺などの効果器に連絡

5章 神経細胞群が作るシステム

します。

　反射弓の中で反射中枢として働くのは中枢神経系と呼ばれる脳、脳幹、脊髄です。その解剖学的な成り立ちについてはこの後の章で述べますが、その重要な機能は統合作用です。皮膚、筋肉、内臓諸器官、眼、耳、鼻にある感覚受容器からは、環境に関する雑多な情報が絶え間なく中枢神経系に送られています。今、これを読んでいる読者においても、さまざまな環境の情報や、姿勢の情報が中枢神経系に送られていることでしょう。中枢神経系はこれら各種の情報を考慮に入れて、ある時点での最も適切な反応を決定します。例えば皮膚のある部分に痛みを伴う何らかの侵害刺激が加えられたとします。その時、まず一方の手で払いのけの運動が起こりますが、別のグループの筋肉には四肢を曲げたり、伸ばしたりと、異なる運動をして姿勢を一定に保とうとする反射が起きます。

　しかし、皮膚の他の場所に、さらにもっと強い刺激が加えられると、いかなる時点でもこれまでの反射は中断されて、新しい刺激に対処しようとします。例えば、左足の皮膚にナイフで斬りつけるような侵害刺激を受けた時、その足を屈曲させて体幹に近づける屈曲反射が起こりますが、反対側の右足には伸展反射が起こり、足を伸ばします（図7-3参照）

　中枢神経の統合作用によって、数多くの相反する情報から単一の行動が決定されます。われわれヒトでは、最高度の統合作用は大脳皮質が行います。脳幹と脊髄がこれに次ぎます。なお、脊髄を中枢とする反射の詳細は8章でお話

しします。

2 脳 - 脊髄神経系のでき方と成り立ち

神経系は、中枢神経系と、これを出入りする末梢神経系の2系統から構成されています（図5-2）。中枢神経系には頭蓋骨と脊椎骨のなかにある神経系がすべて含まれます。頭蓋骨のなかにある中枢神経系は脳、脊椎骨のなかにある中枢神経系は脊髄です。神経は中枢神経系の中から外

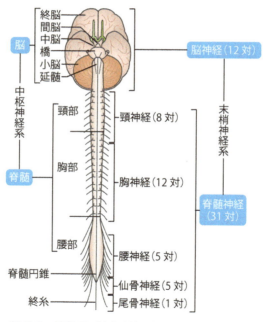

図 5-2 神経系（中枢神経系と末梢神経系）
竹内修二『好きになる解剖学』

5章 神経細胞群が作るシステム

へ、また外から中へと伸びていますが、頭蓋骨と脊椎骨の保護組織をはずれると末梢神経系となります。

🟢 脳‐脊髄神経系のでき方

中枢神経系の構造は発達過程を知ると分かりやすくなりますので、生理学の領域をはみ出しますが、図5-3とともに簡単な説明を加えます。

脳と脊髄は、もともとは両端が閉じた1本の神経管からできあがる、と理解してください。ヒトの胎生25日頃には神経管の前端が発達し、壁が肥大し、さらにコの字形に屈曲して前脳胞、中脳胞、菱脳胞が作られます。もっと発達すると、それぞれ前脳（終脳（大脳）、間脳）、中脳、菱脳（後脳、髄脳）になります。胎生100日頃には後脳は橋と小脳に分かれます。髄脳は延髄とも呼ばれます。中脳、橋、延髄は脳幹と総称され、延髄の下部は脊髄として

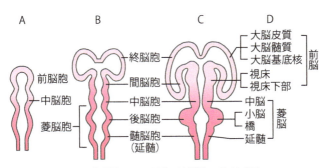

Aは一次脳胞、B、Cは二次脳胞、Dは成体

図 5-3 脳管における脳の分化
田中富久子『トコトンやさしい脳の本』

99

発達します。また最終的には、前脳の終脳からは大脳皮質と大脳基底核、間脳からは視床と視床下部ができます。

● 体性神経系と自律神経系

　神経系は、その構成の上から、中枢神経系と末梢神経系に分かれることをお話しし、まず中枢神経系について説明しました。順序では次は末梢神経系の話になるはずですが、理解しやすさから、ここでは、働きの上での分類、体性神経系と自律神経系についてお話しします。なぜなら、体性神経系と自律神経系は、末梢神経と中枢神経の両神経を包含して機能するからです。

　簡単に言うと、骨格筋を効果器にもつ遠心性神経と、これらと機能的に結合する求心性神経を総称して体性神経系（たいせいしんけいけい）と言います。他方、心筋、平滑筋、分泌腺を効果器にもつ遠心性神経と、これと機能的に結合する求心性神経を総称して自律神経系（じりつしんけいけい）と言います。

　理解の上での混乱を避けるため、自律神経系について捕足しておきます。自律神経系については、1921年にラングレイが、遠心性神経についてのみ、交感神経と副交感神経という命名を行いました。遠心性神経を動かすための求心性神経の存在は無視されました。しかし近年、求心性神経がもたらす感覚情報の必要性とそれに基づく反射という概念が生まれてくると、交感神経・副交感神経と密接に機能する求心性神経の存在を無視することができなくなりました。そのため、最近の教科書では、交感神経遠心性線維（あるいは交感神経遠心路、以下同）、副交感神経遠心性線

維と明記する一方、交感神経求心性線維（交感神経求心路、以下同）、副交感神経求心性線維という神経系の存在を認めることになってきています。

いずれの神経系も求心性神経と遠心性神経は中枢神経である脊髄と脳幹、さらに上位の脳部位で構造的、機能的に連絡しています。

一般感覚のうち、皮膚感覚、深部感覚などの体性感覚、

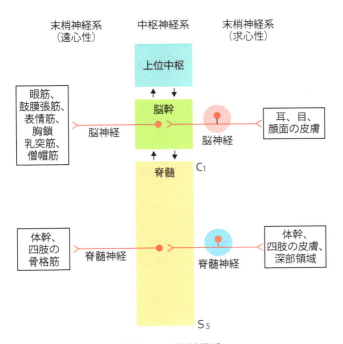

図 5-4　体性神経系
貴邑冨久子、根来英雄『シンプル生理学　改訂第 6 版』p51, 2008, 南江堂より許諾を得て転載. 一部改変

さらに、視覚、聴覚、加速感覚などの特殊感覚の情報を受容して、目、耳を含む骨格筋に反射効果を起こす働きをするのが体性神経系です（図5-4）。「運動機能の調節」に関与するとも表現されます。そして、以上の運動は「意志」によらないという特徴がありますが、大脳皮質の働きに基づく「意志」による運動機能にも体性神経系が関わります。

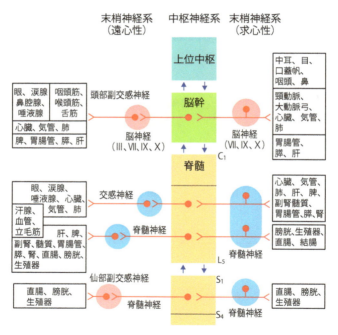

図 5-5 自律神経系
貴邑冨久子、根来英雄『シンプル生理学　改訂第6版』p52, 2008, 南江堂より許諾を得て転載．一部改変

一方、一般感覚のうちでも、内臓感覚と、特殊感覚である嗅覚、味覚などを基に、平滑筋、心筋、分泌腺に反射効果を起こして「内臓機能の調節」に関与するのが自律神経系です（図5-5）。また、例外として、骨格筋のうちでも鰓分節筋（さいぶんせつきん）と呼ばれ、機能的に呼吸、消化などに関与する筋肉に反射効果を起こします。さらに、視床下部の働きに基づく内臓機能、体温、内分泌機能調節にも関与します。

　はじめにお話ししたように、体性神経系、自律神経系のいずれも求心性神経、遠心性神経、および反射中枢から構成され、中枢神経部分と末梢神経部分から成ります。

　ここでたいへん重要なことは、個々の体性神経反射、自律神経反射は独立して起こることは少なく、むしろ両神経系は相互に反射弓の遠心路と求心路を構成しながら複雑な運動機能と内臓機能の調節を行っているということです。

🟢 末梢神経系の成り立ち

　ここで、末梢神経系の話になります。

　中枢神経系の脳幹と脊髄を出入りする神経は末梢神経系と総称されます。このような末梢神経の神経線維には、機能上、求心性（上行性）と遠心性（下行性）との区別があるので、出入りと表現するわけです。そして、このような末梢神経には、脳幹を出入りする脳神経12対と脊髄を出入りする脊髄神経31対があります。

　末梢神経の求心性線維は、その分枝した末端において支配する受容器に連絡し、内外環境からの情報を中枢神経に伝えます。神経細胞は、脳幹や脊髄の外にある神経節（感

覚性脳神経節と脊髄神経節）に存在します。細胞体のすぐ近くで軸索が２つに分枝し、一方が樹状に枝分かれして感覚受容器から情報を集め、他方が脳幹と脊髄内で、それぞれ感覚性脳神経核と脊髄後角に終末します。

また、末梢神経の遠心性神経の神経細胞は、脳幹と脊髄内の、それぞれ運動性脳神経核と脊髄前角（体性神経系）、および自律性脳神経核と脊髄側角域（自律神経系）に存在します。

体性神経系の場合、ここから出る遠心性線維はその分枝した末端において直接に支配する効果器に連絡し、中枢神経からの情報を伝えます。

一方、ここから出る自律性遠心性神経は節前線維と呼ばれ、これは各神経所属の自律神経節、あるいは効果器官の神経叢内で節後線維を出す神経細胞にシナプスします。自律性遠心性神経のうち、胸髄と腰髄の側角から出るものを交感神経、脳幹の自律神経核と脊髄の仙髄核から出るものを副交感神経と言います。

交感神経と副交感神経の節前線維と節後線維が分泌する化学伝達物質を図5-6にまとめておきます。参考のために、骨格筋を支配する運動神経が分泌するアセチルコリンも示してあります。

脳幹と脊髄に細胞体がある自律性遠心性神経（節前線維）は、自律神経節において、交感神経、副交感神経を問わず、アセチルコリンを分泌します。一方、体性神経系においても、脳幹と脊髄にある細胞体から出る遠心性神経が効果器である骨格筋で分泌する化学伝達物質がアセチルコ

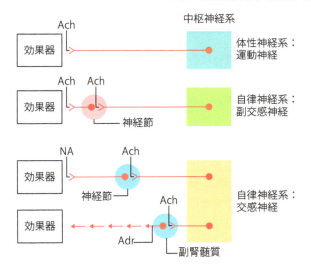

図 5-6　体性神経系と自律神経系による末梢効果器支配と放出される神経伝達物質
Ach:アセチルコリン　Adr:アドレナリン　NA：ノルアドレナリン

リンであることはすでにお話ししました。脳幹と脊髄からの遠心性神経はアセチルコリン性であることが特徴と言えます。ただし、脳幹や脊髄に入る求心性神経が分泌する化学伝達物質が何であるかは、あまり多くは判明していません。

🟢 脊髄と脳幹の構造と脊髄神経と脳神経の成り立ち

この後、7章、8章で、神経系による内臓機能と運動機能の調節の仕組についてお話ししますが、ここでは両機能において重要な反射中枢としての役割を果たしている脊髄

と脳幹の構造とそれを出入りする神経についてまず説明します。

なお、運動機能においては、脊髄、脳幹という中枢神経系レベルの調節の基盤の上に、小脳と大脳基底核、大脳新皮質というレベルの調節がそれぞれの役割を果たしていますが、これらの上位レベルの構造については、8章の運動機能のところでお話しします。さらに、内臓機能においても、脊髄、脳幹レベルの調節の他に、視床下部というより上位中枢の関与する調節が重要ですが、これについては、7章の内臓機能のところでお話しします。

脊髄の構造

脊髄は脊椎管の中にある横径が約1cmの円柱状の器官で、各脊椎管からは左右1対、合計31対の脊髄神経が出入りしています。脊髄は分節構造をもっていませんが、脊髄神経が椎骨による分節化を受けていることに基づき、便宜上31の「脊髄（分）節」に分けられています。

脊髄の表面は白質で覆われていますが、横断面では、内部にH字形に見える灰白質があります（図5-7上）。灰白質は神経細胞が存在する場所です。前角、側角、後角と区別されます。前角には、骨格筋に対してα運動線維を出す大きなα運動神経細胞と骨格筋の筋紡錘に対してγ運動線維を出す小さいγ運動神経細胞があり、これら運動線維は合わせて脊髄神経の前根線維と呼ばれます。

脊髄には自律神経系の細胞もあります。側角の中等大の細胞は交感神経線維を出します。仙髄における中間質外側

5章 神経細胞群が作るシステム

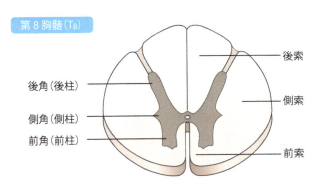

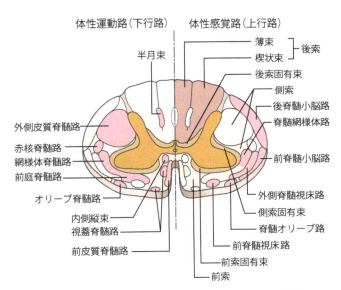

図 5-7 体性運動路と体性感覚路（胸髄の断面図）
原一之『人体スペシャル 脳の地図帳』

部の細胞からは仙部副交感神経が始まります。

その他の白く見える白質は縦走する有髄神経から成り、前索、後索、側索と区別されます。これらには、脊髄と脳を結ぶ伝導路と脊髄の各部を結ぶ連絡路があり、前者には上行性（求心性）の脊髄上行路と下行性（遠心性）の脊髄下行路があります（図5-7下）。

脊髄上行路（図右側）は、運動に関する、主として筋紡錘、腱受容器、関節の受容器で感知された情報を、脳幹、小脳および大脳新皮質に伝え、この情報は、新皮質の感覚野で運動感覚として知覚されます。脊髄下行路（図左側）は、大脳新皮質、赤核、視蓋、網様体、前庭核などから脊髄に至る神経線維です。あとで述べる縫線核や青斑核からも来ています。

脊髄に至る各種の下行路のうち、四肢の随意運動を起こすために最も重要なものが「皮質脊髄路」です。大脳新皮質運動野の錐体細胞の軸索から成り、脊髄の運動ニューロンに直接、間接にシナプスします。なお、脳幹のところでも述べますが、運動野から出る下行路には延髄の運動ニューロンを調節するものもあり、「皮質延髄路」と呼ばれ、顔や舌の運動を支配します。これら2つの下行路はいずれも延髄の腹側で、正中線の両側に錐体と呼ばれる隆起を作ることから、「錐体路」とも呼ばれます。ここで大部分の線維は交叉します。

なお、ここでは、錐体路以外の脊髄に至る下行路、つまり赤核脊髄路、網様体脊髄路、前庭脊髄路、視蓋脊髄路はすべて脳幹から始まるということに注意してください。

5章 神経細胞群が作るシステム

🟢 脊髄神経の構成

　脊髄神経には、上から下へ、頸髄（C_1〜C_8）から出る8対の頸神経、胸髄（T_1〜T_{12}）から出る12対の胸神経、腰髄（L_1〜L_5）から出る5対の腰神経、仙髄（S_1〜S_5）から出る5対の仙骨神経、尾髄から出る1対の尾骨神経があり、合計31対となります。

　そして、1本の脊髄神経は、以下のような体性／自律性（内臓性）の構成成分をもちます（図5-8）。

①骨格筋と筋紡錘に行く（体性）遠心性線維を含む前根
②内臓組織に行く（内臓）遠心性線維（自律神経の節前線維）を含む前根
③皮膚、筋からの（体性）求心性線維を含む後根
④内臓組織からの（内臓）求心性線維を含む後根

　したがって、前根には運動神経、後根には感覚神経が含まれます。これを「ベル‐マジャンディーの法則」と言います。なお、感覚神経細胞の細胞体は脊髄の外にある脊髄傍神経節に存在します。

　ここではまた、「皮膚（分）節＝デルマトーム」あるいは「皮膚知覚帯」という言葉を説明しておきます。後根に含まれる、皮膚感覚（触覚／圧、温、冷、痛）を伝える体性求心性線維の分布域を調べてその隣り合う領域を描くと、首より下方では31本の規則的に横に走る帯として認めることができることがわかり、このことからこのような感覚神

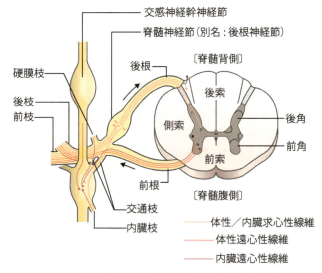

図 5-8 脊髄と脊髄神経節および前後根との関係

経の帯状支配領域(図5-9)を皮膚節と呼んでいるのです。つまり、脊髄の各分節に入る体性求心性線維と皮膚の支配領域との間には対応があるということで、臨床的に、末梢神経の障害か後根の障害か、脊髄損傷レベルの判定、関連痛(後述)を手がかりに内臓痛の起源を知る、などに利用価値があります。

血管、汗腺、立毛筋を支配している自律神経(交感神経)の線維も、皮膚の感覚を伝える体性求心性線維と1つの神経束を成して皮枝に含まれますので、これらの分節も皮膚節に一致します。

なお、筋に対する運動神経分布も分節的になっていて、

5章 神経細胞群が作るシステム

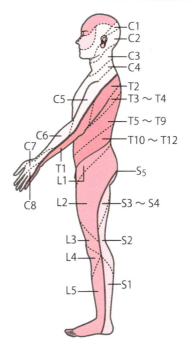

図 5-9　全身皮膚（後頭部・首以下）の感覚支配領域

これは「筋節」と呼ばれます。深部感覚に関する体性求心性線維は運動神経線維と1つの「筋枝」と呼ばれる束を成して走ります。

🟢 脳幹の構造

　中脳、橋、延髄を総称して脳幹と言います（図5-10）。その腹／背側面は図5-11のような構造になっています。

　灰白質部分には特有の機能をもつ神経細胞が存在して、

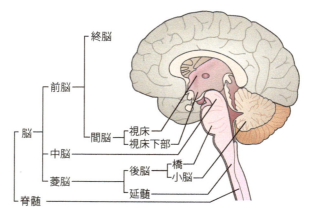

図 5-10　脳のおもな解剖学的区分と細分

図5-11に示すような脳神経線維の出力と入力にあたります。白質部分は、上行性、下行性などの神経線維から成ります。また、脳幹には、前脳に生体アミンを分泌する神経細胞が集まった神経核がいくつか存在します。なお、すでに述べた赤核脊髄路、視蓋脊髄路、前庭脊髄路、網様体脊髄路はすべて脳幹から始まることにも注意してください。

①中脳

　中脳は中脳水道（ちゅうのうすいどう）によって縦貫され、そのまわりに中心灰白質があります。中脳水道より背側にある領域は中脳蓋（がい）、腹側に突出した部分は大脳脚（だいのうきゃく）、両者の間の領域が中脳被蓋（ひがい）と呼ばれます。大脳脚は橋の底部に続き、錐体路を成す長い下行性線維が並んでいます。錐体路については脊髄のところでも述べましたが、この後、新皮質運動野のと

5章 神経細胞群が作るシステム

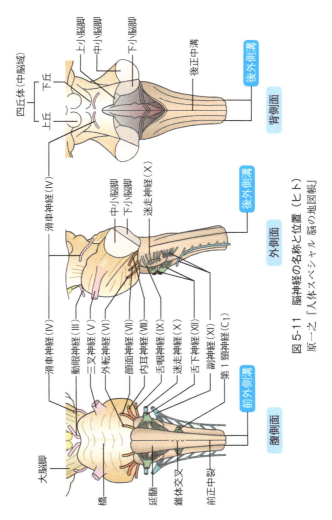

図 5-11 脳神経の名称と位置（ヒト）
原一之『人体スペシャル 脳の地図帳』

ころでも再度、述べることにしています。

　中脳蓋は、四丘体と呼ばれる2対の隆起のある場所です。うち1対は上丘、下の1対は下丘と言い、灰白質が入っています。上丘は視蓋とも言われ、視覚の中継所であり、下丘は聴覚の中継所です。中心灰白質の一部は背側縦束に属する自律性下行路を成します。

　その神経細胞が集まって、脳神経核の動眼神経核、動眼神経副核（エディンゲル－ウェストファール核）、滑車神経核があります。その他、赤核、黒質、脚間核、間質核などがあります。

②橋

　橋は発生学的に古い橋背部と新しい橋腹部に区別され、橋背部は橋被蓋、橋腹部は橋底部と呼ばれます。橋被蓋の神経細胞の集まっている灰白質部分は、脳神経核である外転神経核、顔面神経核、三叉神経核、前庭蝸牛神経核（内耳神経核）から成ります。橋底部は神経路の他に非常に多くの神経細胞を含み、一括して橋核と言い、新皮質から入力をうけ、小脳へ出力しています。

③延髄

　延髄の正中部では種々の線維が交叉して線状を成していて、縫線と呼ばれます。灰白質部分は、脳神経核の舌下神経核、舌咽神経核および迷走神経核（迷走および舌咽神経背側核、孤束核、疑核の3核）、副神経核から成り、また、後索核、オリーブ核、弓状核があります。

④脳幹網様体

　中脳被蓋、橋被蓋、延髄には、まばらな神経細胞体の間を網目状に神経線維が結んでいる、灰白質にも白質にも分類されない、網様体という構造物があり、脳幹網様体と呼ばれています。これは、機能的に、上行性網様体賦活系(ふかつけい)と呼ばれています。

⑤生体アミン神経系

　中脳被蓋の黒質はドーパミン神経細胞、橋の青斑核はノルアドレナリン神経細胞、中脳橋被蓋複合核はアセチルコリン神経細胞、中脳－橋－延髄の被蓋正中部の縫線核はセロトニン神経細胞をもち、軸索を新皮質、辺縁系(へんえんけい)、視床下部に送っています。また、縫線核(ほうせんかく)、青斑核(せいはんかく)が脊髄にも線維を送っていることはすでにお話ししました。

🟢 脳神経の構成

　脳幹から出入りする脳神経の名称と位置は図5-11に、またその機能は表5-1に示されています。なお、この図では視神経が見えないことに注意してください。

表 5-1 脳神経とその機能
E. ガードナー著、黒岩義五郎監訳ほか『神経学の基礎』

神経の番号	神経名	構成成分	機能
I	嗅神経	内臓求心性線維 （ときには体性求心性線維として分類される）	嗅覚
II	視神経	体性求心性線維	視覚
III	動眼神経	体性遠心性線維	眼球運動（外側直筋および上斜筋以外の眼筋の収縮）
		体性求心性線維 内臓遠心性線維（副交感神経）	外眼筋からの固有感覚 瞳孔の縮小
IV	滑車神経	体性遠心性線維 体性求心性線維	眼球運動（上斜筋の収縮） 外眼筋からの固有感覚
V	三叉神経	特殊内臓遠心性線維 体性求心性線維	そしゃく筋*の収縮、鼓膜の緊張 顔面、頭部、耳部の一般感覚
VI	外転神経	体性遠心性線維 体性求心性線維	眼球運動（外側直筋の収縮） 外眼筋からの固有感覚
VII	顔面神経	特殊内臓遠心性線維 内臓遠心性線維（副交感神経） 内臓求心性線維	顔面表情筋*の収縮、鼓膜の弛緩 唾液（舌下腺、顎下腺）分泌 および流涙 舌の前 2/3 の味覚
VIII	前庭蝸牛神経 （内耳神経）	体性求心性線維	聴覚および平衡感覚
IX	舌咽神経	特殊内臓遠心性線維 内臓遠心性線維（副交感神経） 内臓求心性線維 内臓求心性線維 体性求心性線維	茎突咽頭筋*の収縮 唾液（耳下腺）分泌 舌の後 1/3 の味覚 頸動脈洞圧受容器、頸動脈体の感覚；舌および咽頭の感覚 中耳からの感覚
X	迷走神経	特殊内臓遠心性線維 内臓遠心性線維（副交感神経） 内臓求心性線維 内臓求心性線維 体性求心性線維	咽頭筋*および喉頭筋*の収縮 胸部および腹部臓器の運動と分泌 喉頭蓋の味蕾からの味覚 大動脈圧弓、大動脈体の感覚；舌および咽頭の感覚 外耳からの感覚
XI	副神経	特殊内臓遠心性線維	胸鎖乳突筋*および僧帽筋*の収縮
XII	舌下神経	体性遠心性線維	舌の運動

*鰓分節筋（横紋筋であるが機能的に呼吸、消化など内臓機能を持つ）。なお、これらの筋を収縮させる遠心性線維は、その内臓機能との関係のために特殊内臓遠心性線維と呼ばれる

6章 感覚受容器細胞群が作るさまざまな感覚

　感覚の分類のしかたはいろいろありますが、その一例はすでに4章で示しました（表4-3参照）。この表では、それぞれの感覚に関与する受容器、感覚器を対応させてあります。このうち、特殊感覚は体性求心性神経と内臓求心性神経によって中枢神経への情報の入力が行われます。これらは脳神経に含まれています。そして、一般感覚のうち体性感覚は体性求心性神経によって、内臓感覚は内臓求心性神経によって情報の入力が行われます。これらは脊髄神経に含まれています。

　この章ではこれらの感覚とその役割について説明していきます。だいたいは、この表の分類に沿っていきますが、いくつか例外があります。例えば、体性感覚のうち筋紡錘とゴルジ腱器官を含む深部感覚については、これらの感覚が運動機能に必須の役割をもつため、運動機能の章で別個に説明することにしています。また、痛みは一般感覚の中で、体性感覚としても内臓感覚としても存在しますので、まとめて痛みとしてお話しすることにします。

1　視覚

　視覚の適刺激は光です。ヒトなどの霊長類においては視覚によってもたらされる情報量はきわめて大きく、感覚系の中で最も重要な位置を占めています。視覚器は眼です。

眼は光受容器のある網膜と、それに像を結ばせるための通光器から成ります。網膜は光刺激を電気情報に変え、この情報は神経系によって大脳皮質に伝導されて視覚が生じます。

● 眼の構造
①通光器官
　成人の眼球は直径約24mmのほぼ球形をしていて、角膜、前眼房、水晶体（レンズ）、硝子体（眼房）から成ります（図6-1）。角膜は血管のない透明な組織で、周辺の強膜に移行します。水晶体も血管のない透明な弾性組織で、周辺部は毛様体小帯を介して毛様体に付いています。硝子体は、水晶体と網膜の間の空間を占める透明なゼラチン様物質です。前眼房水は毛様体から分泌される透明な液体で、シュレム管に吸収されます。

　外界の像はこれらの光学系によって屈折し、網膜上に結像することになりますが、屈折にもっとも寄与するのは角膜です。その理由は、角膜の前面が空気と接しているので、屈折率が最大だからです。なお、屈折率は、空気1.0、角膜1.37、前眼房水と硝子体1.33です。水晶体は厚みを変化させて眼球全体の屈折を調節します。

②網膜
　網膜には、光受容器（視細胞）である杆体と錐体のほか、双極細胞、水平細胞、アマクリン細胞、神経節細胞という4種類の神経細胞があり、これらが10層の構造を作っ

6章 感覚受容器細胞群が作るさまざまな感覚

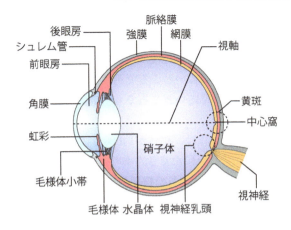

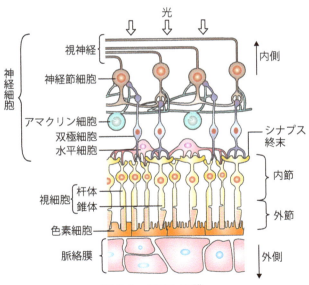

図6-1　眼球と網膜
田中冨久子『トコトンやさしい脳の本』

ています。視細胞の層は強膜側にあり、中枢へ情報を伝える神経の層が硝子体寄りの内層にあるので、光は網膜の脳層（神経細胞層）を貫いた後に視細胞へ達することになっています。錐体は明るいところで明所視や色彩視に関与する受容器、杆体は薄暗いところでも明暗に反応する暗所視の受容器です。

ヒトの１つの眼には、錐体が約600万個ありますが、杆体は1.2億個とはるかにたくさんあります。視神経は100万本以下なので、10〜100個の視細胞が１本の神経に収束することになっています。しかし、黄斑部の中心の中心窩と呼ばれる場所には杆体がなく、錐体のみが感覚神経と１対１の対応をしています。ものを注視する時は、中心窩に像を結ばせようとするのです。

● 結像のメカニズム

環境中の物体の像は網膜に結像され、そこで杆体と錐体に受容器電位を引き起こすことになるのですが、まず、結像の原理を簡単にお話ししておきます。

①通光学

光は、ある媒質から密度の異なる媒質へと通過する時には、境界面に直角に入射するとき以外は、進行方向が変わります。この現象を屈折と言い、これによって網膜に像が結ばれます。

両凸レンズに6m以上遠くから平行光線が入ると屈折してレンズの反対側の１点（主焦点）に集まります。主焦点

はレンズの屈折面の中央を通る線（主光軸）上にあり、レンズと主焦点間の距離を主焦点距離と言います。6m以内の近距離からの光線は主焦点より遠くに焦点を結びます。レンズの屈折力は、主焦点距離（メートル、f）の逆数と媒質の屈折率（n）に比例し、ジオプトリー（D）で表します。空気中では$D = \frac{1}{f}$です。

②眼の屈折力と調節力

　眼球のレンズ作用は角膜と水晶体によります（表6-1）。しかし、ヒトの眼の無調節時の屈折力は約59Dで、白内障などで水晶体を摘出した眼でも約43Dなので、眼の屈折力の大部分は角膜表面での屈折によると言えます。

　ただし、眼と対象物の距離が近づいた時には、主に水晶体による調節が必要になります（図6-2）。光学的に正常な眼（正視眼）では、無調節の状態で平行光線が網膜上に結像するのですが、対象が6m以内に近づいた場合は、像の位置は網膜面より後方になってしまうので調節を行います。これは、水晶体の位置は変えずに毛様体小帯を弛緩させることによって水晶体の厚さの増加を起こし、前面の曲率を大きくして、屈折力を増すことによって行います。この過程を「遠近調節」と言い、これはヒトを含めて哺乳類で行われる調節です。

　ヒトが網膜に鮮明に結像できる、眼から最も遠い点を遠点、最も近い点を近点と言います。水晶体は加齢によって弾性を失うので調節力も減少し、近点も遠のきます。近点が30cmより遠くなり読書などが不自由になった状態を老

表6-1 眼の光学特性

		屈折率	曲率半径 (mm)	屈折力 (D)
角膜	前面 後面	1.376	7.7 6.8	43.05
レンズ	前面 後面	1.4085	10.0 6.0	16.11
前房水、硝子体		1.333		

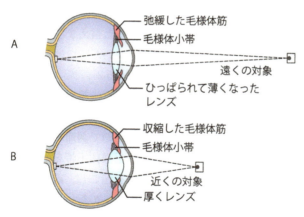

図6-2 眼の遠近順応（ピントのあわせ方）
貴邑冨久子、根来英雄『シンプル生理学　改訂第6版』p105, 2008, 南江堂より許諾を得て転載. 一部改変

視と言います。

③屈折異常——遠視、近視、乱視

　無調節状態で、平行光線が網膜の後方に結像する状態を「遠視」、網膜の前方に結像する状態を「近視」と言います。眼球の奥行きが、それぞれ短すぎたり、長過ぎたりすることによる結像機序の障害です。また、角膜の曲率が一様でない場合にも結像異常が起こりますが、これは「乱視」と言います。

④視力

「視力」とは、目で物体を識別できる能力のことですが、いくつもの種類と用語があります。静止視力（目と対象物が静止している時の識別能力）と動体視力（動いている物体を視線をはずさずに識別する能力）、深視力（しんしりょく）（運転免許の試験で行われる、遠近感や立体感を正しく把握する能力）、裸眼視力（眼科などで視力矯正器具を使用しない場合の視力）と矯正視力（矯正視力検査を行い算出される視力）、片眼視力（片目だけで見た場合）と両眼視力（両目で見た場合）、近見視力（きんけん）（30cmの距離で測定された視力）と遠見視力（えんけん）（5m以上の距離で測定された視力）などがあります。

　通常日本では、視力は、ランドルト環（図6-3）を用いて、切れ目があると識別できる（切れ目の方向がわかる）最小の切れ目に対する視角（単位は分＝$\frac{1}{60}$度）、つまり最小視角の逆数で表します（視力＝１／最小視角（分））。遠

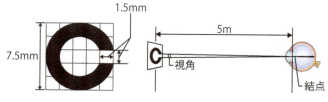

図 6-3　ランドルト環

見視力は、直径7.5mm、太さ1.5mm、切れ目1.5mmを識別できれば視角 1 分となり、視力1.0です。近見視力も同じように視角で判断します。30cmの距離で視角 1 分を識別できた場合、1.0となるように作られています。

● 光受容のメカニズム

網膜の受容器は視細胞である、杆体と錐体です。網膜に達した光は、受容器にある光感受性物質に作用して化学変化を起こすことにより、これらの細胞に受容器電位を生じさせます。ただし、この電気的反応は局所的で、活動電位には至らないまま水平細胞、双極細胞、アマクリン細胞の間を局所電位により伝達され、神経節細胞に至って初めて伝導性の活動電位が生じるという特徴があります。

①視物質

個々の視細胞は、外節、内節、シナプス終末という 3 つの域に分けられます（図6-1参照）。外節は視物質に富む層板状構造の束を含んでいます。内節は核、ミトコンドリアやその他の細胞内器官を含んでいます。シナプス終末で

は、双極細胞や水平細胞とシナプスを作っています。

　杆体は錐体よりも長い外節をもち、そのため多くの視物質をもっているため、光に対して感受性が著しく高いという特性をもちます。外節の視物質は赤い色のロドプシンという色素で、オプシンというタンパク質と発色団であるレチナール（ビタミンAのアルデヒド）の複合体です。外節のディスクに単分子層として配列しています。

　暗い中では、レチナールはオプシンと11－シスレチナールの形で結合していますが、光を吸収すると、レチナールの立体構造が変化してオールトランスレチナールになります。そうするとオプシンと結合できなくなり（視物質の立体構造の変化）、ロドプシンは赤色から黄色を経て無色に変化します（退色）。オールトランスレチナールはレチナールイソメラーゼによって11－シスレチナールに戻り、再びオプシンと結合してロドプシンが再合成されます。一部の11－シスレチナールはビタミンAから合成されます。

　錐体は霊長類では3種類あり、それによって色覚が生じます。いずれも発色団として11－シスレチナールをもっており、杆体のものと似てはいますが、オプシンの構造は3型あります。これらの3型の錐体は、それぞれ、青（419nm）、緑（531nm）、赤（558nm）に最もよく反応します。光があたると錐体の視物質に一連の変化が起きますが、その過程は杆体のものと同様と考えられています。

②暗順応

　長い時間、明るいところにいたヒトが暗いところに入る

と、最初は全く見えないけれど、次第に見えるようになることは、よく経験することで、これは暗順応と言います。網膜の光に対する感受性が高くなってくることによります。暗順応は、最初に錐体の、ついで杆体の順応として起こり、約20分で最高値となります。ロドプシンの貯蔵に要する時間に相当します。一方、暗いところから急に明るいところへ出ると、初めはまぶしいけれど、やがて慣れます。これは明順応と言いますが、暗順応の消失に過ぎず、約5分で起きます。

③視野と両眼視

目の前の1点を固視したまま同時に見ることができる範囲を視野と言います。単眼の視野は理論的には円形ですが、実際には、鼻、眼窩(がんか)の出っ張りが眼に入る光を邪魔するため、鼻側、上側で狭くなります。また、光によっても異なり、黄色の指標を見る時に最も広く、青、赤、緑の順に狭くなります。視神経乳頭部(にゅうとうぶ)には視細胞がないので、その部分に相当する視野の欠損（マリオットの盲点）があります。

2点の視野の中央部は一致するので、視野のこの部分にあるものは全て両眼視されます。しかし、網膜上の2つの像は、視覚野のレベルで単一の像に融合されて単一視されます。両眼視によって単一視されるような網膜上の点を対応点と言います。両眼視は物体の立体感を得るのに重要です。注視する点より遠方、あるいは手前にある点は、網膜の対応点よりわずかにずれたところに結像するため、二重

視が起こるからです。結像が著しく対応点をはずれると物が二重に見えるという「複視」が起こります。

網膜神経細胞の電気活動

視物質の光への反応として、まず立体構造が変化することを述べました。これに続いて化学的変化が起こり、神経活動に至ります（図6-1参照）。この神経活動は網膜の神経細胞による視覚情報処理活動ですが、その主な経路は視細胞-双極細胞-神経節細胞で、アマクリン細胞は側方抑制によって特徴抽出に関与していると考えられています。

視細胞（杆体と錐体）、および水平細胞の光に対する応答は抑制性、過分極性のものです。これは光刺激中持続し、刺激の強さに比例して変化する緩電位で、つまり伝導しない局所電位です。

双極細胞は視細胞から伝えられる情報に対して、やはり緩電位応答をします。この細胞は、小さい円状の刺激（中心部刺激）に最もよく応答して脱分極し、この受容野周辺部の照射で過分極するもの（ON中心／OFF周辺型あるいはON型細胞）と、その逆のもの（OFF中心／ON周辺型あるいはOFF型細胞）の2つに分けられます。

神経節細胞に応答を起こす受容野は2mmぐらいの、やはりほぼ円形の領域で、同心円的な中心部と周辺部に分けられます（図6-4）。中心部と周辺部は、やはり拮抗的に働き、中心部のスポット光照射で活動電位発射を増加するものは周辺部照射で反対に減少され（ON中心／OFF周辺型あるいはON型細胞）、中心部で活動電位発射の減少するも

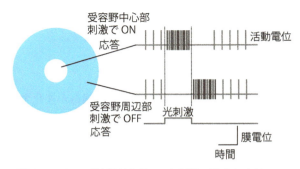

図 6-4　ON 型神経節細胞の受容野の構成と応答
Kuffler, 1953

のは周辺部では増加されます（OFF中心／ON周辺型あるいはOFF型細胞）。このような応答は、後で話す外側膝状体や視覚野4層の細胞も示します。

　アマクリン細胞は脱分極性の応答と活動電位を発生し、これが神経節細胞に活動電位を引き起こすとされています。ただし、水平細胞とあわせ、これらの細胞は視覚情報処理においては単なる側方修飾にあたるだけのようです。

● 視覚伝導路
①網膜の神経節細胞

　網膜の神経節細胞は、大型の神経節細胞（M神経節細胞あるいはパラソル神経節細胞）と小型の神経節細胞（P神経節細胞あるいはミジェット神経節細胞）という2種類に分けられます。M神経節細胞は異なる種類の錐体からの情報を加算し、物体の動きを検出したり、立体視に関わり、P神経節細胞は異なる錐体からの情報を差し引きし、色、

6章 感覚受容器細胞群が作るさまざまな感覚

きめ、形の知覚に関わります。

　神経節細胞の軸索突起は、網膜各部より放射状に集まり、乳頭部より眼球を貫いて外へ出て視神経となります。視神経は視交叉を経て視索となり、若干の反射に関係する線維を中脳の上丘および視蓋前部に送った後、視床の外側膝状体に達します。なお、視神経は視交叉で半交叉します。つまり、中心窩を境に耳側の網膜を起源とする視神経は同

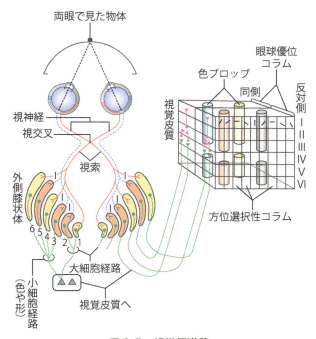

図6-5　視覚伝導路
F. ブルームほか著、中村克樹・久保田競監訳『新・脳の探検』

側の外側膝状体へ投射し、鼻側の網膜を起源とする視神経は対側の外側膝状体へ投射します。

②外側膝状体

左右の外側膝状体は、それぞれ、明瞭な6つの層に分かれています（図6-5）。1、2層（大細胞層）は物体の動きに関する情報を受け、3〜6層（小細胞層）は物体の形や色に関する情報を受けます。つまり、M神経節細胞は外側膝状体の大細胞層へ投射し、P神経節細胞は小細胞層へ投射します。また、1、4、6層は対側の眼から、2、3、5層は同側の眼からの視神経が投射します。ここで、外側膝状体細胞とのシナプスを介して、それぞれ大細胞経路と小細胞経路を成して新皮質一次視覚野4層に投射します。

🟢 新皮質視覚野

後頭葉に一次視覚野（ブロードマンの17野）があります。一次視覚野は、二次視覚野（18野）、三次視覚野（あるいは視覚連合野、19野）と連絡します。

外側膝状体細胞からの神経線維は、大脳側脳室の横を巻くようにして視放線と呼ばれる神経路を形成し、同側の一次視覚野4層の、特にいちばん深い4C層の錐体にシナプスしています。

①視覚野神経細胞の電気活動

視覚野の神経細胞の受容野はこれまでのものとは異なり、広い面積の一様な光照射は有効な刺激にはならないと

いうことが特徴的です。視覚野の神経細胞は、細長いスリット状の光や影、明暗の境界線、角などが応答を引き起こす有効な刺激となるのです。

視覚野4層の神経細胞は、外側膝状体および網膜の神経節細胞と同様に、受容野中心部を覆うような光の棒で活動電位を発生し、周辺部刺激で抑制される（ON型）、あるいは受容野中心部照射で抑制され、周辺部刺激で活動電位を発生します（OFF型）。棒の向きは応答の強さには関係なく、どの向きであっても有効な刺激となります。4層のこのような細胞を単純型細胞と言いますが、6層にも存在すると言われています。

一方、視覚野の他の層の神経細胞の応答は4層のものとは異なり、複雑型細胞と呼ばれます。複雑型細胞は、位置とは無関係に、特定の方向の棒状刺激に最もよく反応します。つまり、棒状刺激が向きを変えないで受容野を横切るような場合に最もよく応答します。

②視覚野の機能構築

視覚野は、新皮質の体性感覚野と同じように、いくつかの種類の円柱構造（コラムと呼ばれます）をもっています（図6-5）。

その1つは「方位選択性コラム」で、同じ方向の光への選択性をもつ細胞が垂直に、直径約0.5mm、高さ2～3mmの柱状に並んでいます。隣接する円柱同士の方向は規則的に異なっています。ある円柱の隣の円柱ではよく応答する方向が5～10°異なる、という関係にあります。

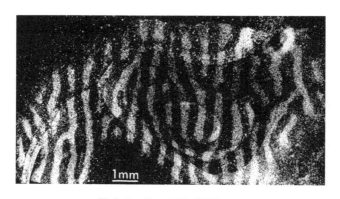

図6-6 サルの眼球優位コラム
正常な成熟サルの眼球優位コラム（右眼に放射性物質を注入）
Hubelら, Proc R Soc Lond B Biol Sci, 1977

　視覚野には、「眼球優位コラム」というコラムもあります。右眼球優位のコラムの細胞は、もっぱら右眼からの入力に、左眼球優位のコラムの細胞は左眼からの入力に、また両方のコラムの境界は両眼からの入力に反応します（図6-6）。また、新皮質視覚野にチトクロームオキシダーゼ染色法を施すと、約0.5mm間隔に斑点状に染色されます。これをブロッブ（blob）と呼びます（図6-5）。ブロッブは眼球優位コラムのほぼ中央の第2層と第3層に点在し、色選択性を示すものがあります。4層は色素情報を処理する場で、この部分の傷害は色覚の障害を起こすことが知られています（後述）。

③色覚

　色覚とは、光の波長の違いを色の違いとして知覚するこ

とです。色には3つの要素、色相、明度、彩度があります
が、色知覚の基本の属性は色相です。色覚に関わるのは視
覚野とされています。

　一次視覚野の2層および3層には、直径約0.2mmの神経
細胞集団がモザイク状に存在しています。この部分の細胞
は周囲の細胞と異なり、ミトコンドリアの酵素、チトクロ
ームオキシダーゼを高濃度に含んでいて、この酵素を染色
すると陽性部位が斑点状に現れることから、細胞集団はブ
ロッブとも呼ばれます。

　網膜の神経節細胞には大、小の2種類の細胞があり、お
のおの異なる種類の錐体からの情報を加算し、視覚野に送
っていることをお話ししましたが、小型の細胞からの情報
がブロッブに至り、色覚に関わるとされています。

2　聴覚

　聴覚に対する適刺激は音波です。感覚器は耳で、受容器
である有毛細胞を含むコルチ器官と、そこまで音波を伝え
る伝音系によって外界の音波のエネルギーを聴神経の活動
電位に変換します。この情報は新皮質に伝導されて音とし
て知覚されます。

耳の構造

　耳は大変に微細な、複雑な構造と神経支配をもっていま
す。そして、各構造物が2つ以上の名前をもっていること
が珍しくありません。理解の混乱を避けるため、まず初め
にそのいくつかを列挙しておきます。

第VIII脳神経＝前庭蝸牛（かぎゅう）神経＝内耳神経
　　　　　＝前庭（ぜんてい）神経＋蝸牛神経＝聴神経

この脳神経は、前庭から起こる前庭神経と蝸牛から起こる蝸牛神経が合流したもので、延髄から橋にかけて広がる前庭神経核と蝸牛神経核を通り、それぞれ、前庭感覚＝平衡感覚と聴覚を伝えます。

蝸牛神経節＝らせん神経節
コルチ器官＝らせん器官

①伝音系

外耳と中耳が伝音系にあたります（図6-7）。外耳は、耳介と外耳道から成り、中耳との境界は鼓膜です。中耳は側頭骨中にある空気で満たされた腔（くう）で、耳管を経て鼻腔や口腔を連絡しているので、鼓膜の両側の気圧はほぼ等しくなっています。鼓膜の内面には、つち（槌）骨の突起が付着し、つち骨の短突起は、きぬた（砧）骨と、さらにきぬた骨は、あぶみ（鐙）骨にそれぞれ関節で連結しています。あぶみ骨底面は前庭窓（ぜんていそう）（卵円窓（らんえんそう））に付着しています。つち骨とあぶみ骨には、それぞれ鼓膜張筋（まくちょうきん）とあぶみ骨筋が付着しています。

②蝸牛管とコルチ器官

側頭骨の中には「骨迷路（こつめいろ）」という管路があり、その中に

6章 感覚受容器細胞群が作るさまざまな感覚

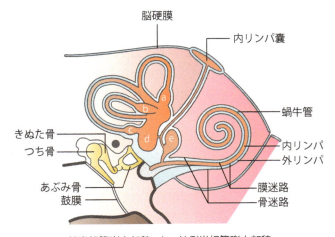

a：前半規管膨大部稜　b：外側半規管膨大部稜
c：後半規管膨大部稜　d：卵形嚢斑　e：球形嚢斑

図6-7　蝸牛管と前庭器官

外リンパに囲まれて骨迷路の複製に近い形の「膜迷路」が入っています（図6-7）。これらをあわせて内耳と言います。膜迷路は蝸牛管と、3つの半規管と2つの耳石器（卵形嚢と球形嚢）に分けられ、内リンパで満たされています。なお、内リンパで満たされた膜迷路の内側と外リンパで満たされた外側の空間の間に連絡はありません。これらのうち、聴覚に関係するのは「蝸牛管」で、他の器官はあわせて「前庭器官」と呼ばれ、平衡感覚の感覚器です。

蝸牛管は蝸牛という迷路の中にあります（図6-8）。蝸牛は約$2\frac{2}{3}$回転するらせん状の管で、全長にわたって基底膜とライスネル膜とが、上部の前庭階、下部の鼓室階、およ

135

び中間の蝸牛管（中央階とも言います）に区切っています。前庭階と鼓室階は、蝸牛の頂点にある蝸牛孔を介して連絡していて、中に外リンパを含んでいます。鼓室階は蝸牛の基部の蝸牛窓（正円窓）で終わります。

聴覚でもっとも重要な聴覚受容細胞は蝸牛管の基底膜上にある有毛細胞で、コルチ器官と呼ばれる構造を成して、蝸牛底から蝸牛頂まで広がっています（図6-8）。

③有毛細胞

上述のように、聴覚受容細胞は有毛細胞ですが、実は膜迷路には、パッチ状に有毛細胞が集まったところが全部で6ヵ所あります。このうち、コルチ器官の有毛細胞は聴覚の信号を伝えるのですが、図6-7で示しているような卵形嚢の有毛細胞は水平加速度を、球形嚢の有毛細胞は垂直加速度の信号を伝えます。

また、半規管の有毛細胞は回転加速度の信号を伝えます。加速度に関係する有毛細胞は次の前庭感覚で主役になりますが、有毛細胞としては全て共通の構造をもっているので、ここで簡単に説明しておきます。

有毛細胞は支持細胞からなる上皮組織に埋まっていて、細胞の基底部で求心性ニューロンとシナプスを形成しています。それぞれの細胞の頂からは30～150本の突起（感覚毛と呼ばれます）が伸びています。コルチ器官の有毛細胞を除き、感覚毛のうち1本は動毛と呼ばれ、運動能はないが最も背が高く、先端が膨らんでいます。その他は不動毛と呼ばれ、すべての有毛細胞にあります。各有毛細胞の感

6章 感覚受容器細胞群が作るさまざまな感覚

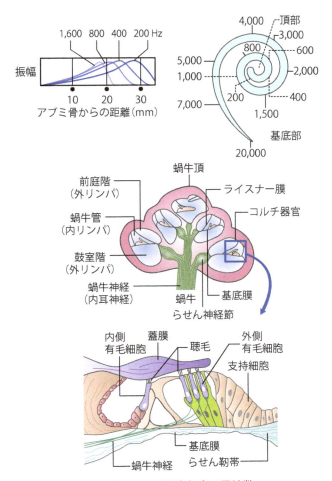

図6-9 コルチ器官と音の周波数
河田光博、三木健寿編『解剖生理学　人体の構造と機能』

覚毛は順序正しく整然と並んでいます。

　さて、コルチ器官の有毛細胞の感覚毛は内リンパ側の表面にあります（図6-8）。コルチ器官のトンネルの外に3列の外側有毛細胞が、内には1列の内側有毛細胞が配列します。有毛細胞の先端は網状板で固定され、感覚毛は蓋膜（がいまく）に埋没しています。有毛細胞の基底側には一次求心性神経がシナプスしています。この一次求心性神経線維は、蝸牛内に蝸牛神経節を形成する双極細胞の末梢端で、蝸牛には、無数の蝸牛神経節がらせん状に並んでいます。他方の軸索突起は内耳道の中で1本にまとまって蝸牛神経となり、蝸牛神経核に達しています。

● 音波

　音波とは、空気中の分子の振動（疎密波）であり、伝導速度は、20℃で約340m/sです。単一振動数の正弦波を示す純音では、鼓膜に加わる圧力（振幅）は振動の周期に従って正弦波状に変化します。この周期的変動をする振幅は音圧と呼ばれ、音の強さ（大小）は音圧の大小によって決まります。また、音の高さ（高低）は音波の振動数（周波数とも言う）によって決まります。

　ヒトが聴取できる音圧の範囲は20μPaから20Pa（パスカル）にわたりますが、音響学では、そのままの値で表現することはしないで、相対的な値としてB（ベル）単位で表現します。さらに、B単位では、Bの0.1倍であるdB（デシベル）が習慣的に用いられます。ヒトが聴くことのできる最大の音圧は140dBです。

なお、同じ音圧でも振動数が異なると聞こえ方が違い、大きい音、小さい音が出てきます。音の大きさをphon（ホン）という単位で表します。1000Hzの音を基本に決めていきます。ささやき声は20〜30phon、普通の会話は60〜70phon、地下鉄は100phonという具合になります。

🟢 音の伝達

耳介は集音の働きをします。外耳道は2500〜4000Hzに共振周波数をもち、共振により音圧を約3倍に上昇させます。鼓膜は外面に加わった音波によって振動し、その振動は、つち骨、きぬた骨、あぶみ骨に伝えられます。そして前庭窓にはまり込んだあぶみ骨底の振動に変えられて蝸牛窓に伝えられます。3個の骨はてことして働き、また前庭窓の面積が鼓膜よりはるかに小さいことから、鼓膜の振動の音圧は約26倍に増大します。

あぶみ骨底の振動が前庭窓に伝えられると基底膜上に振動が生じます。これは前庭窓が前後に動いてもリンパはほとんど圧縮されないために蝸牛窓でも前庭窓の振動に相応した働きが起こり、この際に前庭窓のすぐ近くの蝸牛管では基底膜やライスネル膜が交互に鼓室階と前庭階の方向に動かされることによります。この基底膜の振動は波として蝸牛を上昇し、蝸牛孔に向かうことから進行波と呼びます。

進行波の振幅は、蝸牛を上昇して進行する時はしだいに増加し、最大の振幅を示した後、急速に減衰します。あぶみ骨から振幅最大点までの距離は進行波を発生させた振動

の周波数によって異なり、低音は蝸牛頂まで伝播して最大振幅になるのに対し、高音は前庭窓よりで振幅最大となります。

基底膜の振動はコルチ器官と蓋膜の位置関係を変化させ、感覚毛の屈曲を生じさせます。この際、感覚毛の外側への屈曲が 聴覚受容細胞＝有毛細胞 に対する刺激となります。

● 聴覚受容細胞と蝸牛神経線維の電気活動

蝸牛管内の内リンパは、鼓室階や前庭階の外リンパに比べて80mV陽性に保たれています。これは蝸牛内電位と呼ばれ、音刺激の有無にかかわらず維持されています。

聴覚受容細胞、つまり有毛細胞の静止膜電位は約−60mVです。音刺激によって感覚毛が蝸牛管の外側方向に曲げられると脱分極して受容器電位が発生し、逆方向へ曲がれば過分極します。

有毛細胞の脱分極性受容器電位は蝸牛神経線維終末に化学的シナプス伝達され、興奮性シナプス後電位（EPSP）を生じさせます。これが閾値に達すると聴神経線維に活動電位が発生します。発射頻度は音刺激の高さに比例します。

蝸牛神経線維はコルチ器官の限局された領域の有毛細胞と連絡しています。ある特定の周波数の音はある限局された範囲の基底膜のみに振動を起こすので、各神経線維はある特定の周波数の音によって最も低い音圧で興奮させられることになります。この周波数を特徴周波数と言います。

刺激周波数がこれから離れるにつれて閾値が上昇します。

🟢 聴覚伝導路と新皮質聴覚野

第Ⅷ脳神経（前庭蝸牛神経）の蝸牛神経中の求心性線維は延髄の背側蝸牛神経核と腹側蝸牛神経核に終わります（図6-9）。蝸牛神経核からの聴覚情報はさまざまな経路を通って新皮質一次聴覚野に達しますが、視床の内側膝状

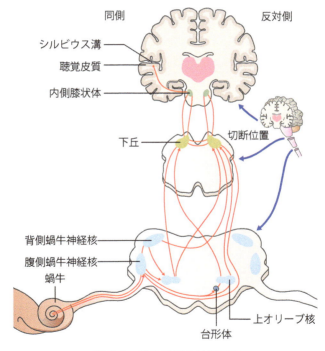

図 6-9　蝸牛神経の神経回路
F. ブルームほか著、中村克樹・久保田競監訳『新・脳の探検』

体を必ず経由することが重要です。ただし、それまでに少なくとも4個のニューロンを通ります。大部分は内側膝状体のレベルまでに交叉して対側に行きますが、あるものは同側を行きます。両耳からの情報はそれぞれの側の上オリーブ核に収束しますので、上オリーブ核レベル以上の高さにあるニューロンは両耳からの情報を受けることになります。

　新皮質一次聴覚野（41野と42野）は、シルビウス溝の深部の側頭葉側頭回にあります。その外側方に二次聴覚野（あるいは聴覚連合野＝22野）があり、一次聴覚野と連絡しています。なお、新皮質に関しては9章でお話しします。

3　前庭感覚

　前庭感覚に対する適刺激は加速度です。動物が運動すると回転加速度と直線加速度が生じ、さらに運動の有無にかかわらず一定の大きさと方向をもつ直線加速度（重力加速度）が常に作用しています。感覚器は3つの「半規管」と2つの「耳石器」からなる前庭器官で、受容器細胞である有毛細胞は加速度刺激を前庭神経の活動電位に変換します。この情報は、主に身体の平衡維持に必要な調節を行う種々の運動中枢に送られます。

　ところで、重力下での姿勢保持、運動、歩行の調節は、自身の姿勢のわずかな変動や身体の移動の状態を感知する感覚系の情報を運動系にフィードバックさせることで維持されます。このような働きをもつ感覚系を「平衡感覚系」

と言います。

　平衡感覚系には、いま述べたような加速度を検出することで頭部の傾きや動きを感知する前庭感覚をはじめ、筋、腱、関節などからの深部感覚、足底部の触覚や圧覚、さらに視覚も加わります。つまり、平衡感覚とは、身体の平衡に関わるすべての感覚情報が総合されて生じる感覚ですが、視覚はすでに述べましたので、この節では前庭感覚を説明することにします。深部感覚、圧覚はこのあとの体性感覚の節で説明します。

🟢 前庭器官の構造

　耳の構造のところで、内耳の膜迷路は、蝸牛管と、3つの半規管と2つの耳石器に分けられ、内リンパで満たされていることを話しました（図6-7）。

①半規管

　前半規管（上）、後半規管（後ろ）、外側半規管（水平）の三半規管は、互いに直交する面内に配置されています。半規管の膨大部に膨大部稜と呼ばれる受容装置があります（図6-10）。この稜上に有毛細胞が集まり、薄いゼラチン膜（頂体、クプラ）におおわれて筆尖のように固められ、内リンパに満たされた内腔へ土台の結合組織とともに突出しています。前庭神経節に細胞体のある双極細胞の末梢端である一次求心性前庭神経線維は、有毛細胞と緊密に接触しています。

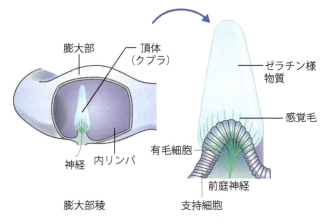

図 6-10　頂体に覆われた半規管膨大部稜
岩堀修明『図解 感覚器の進化』

②耳石器

　耳石器には卵形嚢と球形嚢の2つがあり、それぞれ、水平面および垂直面に位置しています。内部に平衡斑（マクラ）があり、ここには半規管系と同様の有毛細胞があります（図6-11）。感覚毛は、炭酸カルシウムの結石（耳石、耳砂、平衡石）を含んだゼラチン様物質（耳石膜）の中に伸びています。有毛細胞から出た一次求心性前庭神経は、膨大部稜から出た神経線維と前庭神経中で合流します。

③電気活動

　3つの半規管は互いに直交する面内にあるので、三次元空間における頭部の回転加速度を測定できます。回転加速

6章 感覚受容器細胞群が作るさまざまな感覚

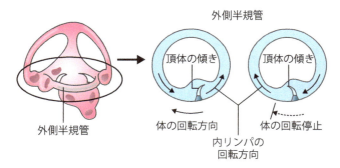

図6-11 体を回転した際に外側半規管内で起こる変化
岩堀修明『図解 感覚器の進化』

度は、回転面に最も近い面にある半規管を最も強く刺激します（図6-12）。

耳石器はそれぞれ水平面と垂直面にあるので、重力加速度とともにあらゆる方向への頭部の直線加速度を測定できます（図6-11）。静止時には重力加速度のみが作用しているので、垂直線に対する頭の傾きを測定しています。

全ての有毛細胞に対する適刺激、つまり加速度は、感覚毛の生えている面に平行な力であり、不動毛から動毛（1本の長い感覚毛）の方向に感覚毛が屈曲される時、感覚細胞に脱分極が生じます。逆向きの屈曲は過分極となります。

膨大部稜の感覚毛に対する力は、内リンパの移動によって起こります。内リンパは、その慣性のため、加速度方向と逆方向に動きます。平衡斑では、耳石は内リンパよりも比重が重いので加速度方向と逆方向に動き、感覚毛を屈曲

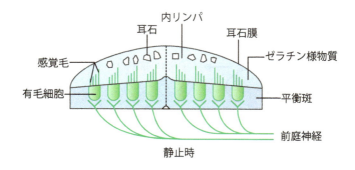
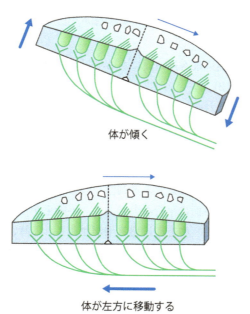

図 6-12 耳石器の反応
岩堀修明『図解 感覚器の進化』

させます。

有毛細胞と求心性線維の間のシナプスでは有毛細胞の脱分極に応じた伝達物質の放出が起こり、求心性線維の終末部に脱分極を生じさせます。結果として求心性線維に活動電位の増加が生じることになります。

④前庭感覚情報の求心性および遠心性伝導路

一次求心性前庭神経は前庭神経核に至り、大部分はここで二次ニューロンとシナプスします。そして、（ⅰ）前庭脊髄路として脊髄を下行して伸筋の活動調節、（ⅱ）内側縦束として上行して、眼球運動調節に関与します。また、前庭神経核で二次ニューロンとなって（ⅲ）視床に行き、さらに新皮質の体性感覚野への投射もあるらしく、これは体性固有受容器からの信号を併せ統合して身体の位置を知覚することに関与すると考えられています。

一次求心性前庭神経の一部は、（ⅳ）そのまま小脳の片葉小節葉や近傍の前庭小脳と呼ばれる部分にも連絡して姿勢や身体の平衡に関係します。

4 嗅覚と味覚

嗅覚と味覚は、共に物質の化学的性質を感受する化学感覚で、その物質が気体状か液体状かによって、それぞれ嗅覚と味覚に分かれます。

嗅覚

①嗅覚系の構造

嗅覚受容器は、鼻腔上部の粘膜上皮（嗅上皮）に存在する嗅細胞です（図6-13）。嗅上皮は淡黄色で、大部分が上鼻甲介から鼻中隔にわたる部分にあり、広さは一側で約2.5cm²です。粘液層に覆われ、嗅細胞、支持細胞、基底細胞、ボーマン腺から構成されています。この嗅上皮に5000万個ほどの嗅細胞が支持細胞とボーマン腺の間に散在しています。ボーマン腺は嗅腺とも言われ、嗅上皮の下にあり、鼻腔に特殊な粘液を分泌します。

嗅細胞は嗅上皮にだけ棲み着いている最も原始的な双極型ニューロン、つまり神経細胞です。太い樹状突起の先端部分は上皮表面でふくらみ、嗅小胞から10～30本の非常に細い嗅毛が粘液中に伸びています。嗅細胞の軸索は嗅神経となり、篩板を突き抜けて嗅球に達しています。支持細胞は粘液を常に分泌しているので、嗅細胞は液体層に溶け込んだ物質に対して反応することになります。におい分子は直接に嗅毛に接するのではなく、一度液層に捕らえられ、溶け込んで嗅毛に達するのです。

②においとにおい物質

においは、においのある物体の表面から気化した化学物質の蒸気（多数の分子の集合）が、空気によって希釈されて鼻腔に吸い込まれ、鼻粘膜を刺激することによって生じます。特徴的なにおいをもつ化学物質はにおい物質と呼ば

6章 感覚受容器細胞群が作るさまざまな感覚

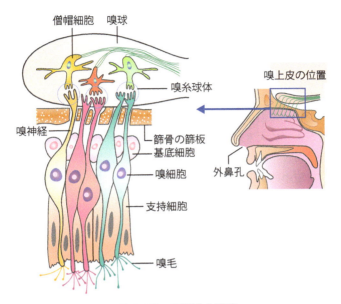

図 6-13 嗅覚系の構造
河田光博、三木健寿編『解剖生理学 人体の構造と機能』

れますが、物質ににおいがあるためには、その表面から揮発性物質の分子が放出され、それが鼻粘膜表面の粘液層に溶け、さらに嗅細胞膜の脂質層を透過する必要があります。

われわれの住んでいる環境には約850万種の物質があり、そのうちでにおいのある物質は約40万種と言われています。ただし、鋭敏な嗅覚をもつ調香師でも感知できるのは約2万種で、さらにはっきりとにおいの質を区別できるのは約1000種と言われています。一般に、-SH、-S、

-NSなどの化合物は不快臭を、-OH、-O-、-COORの化合物は快臭を発します。

③におい分子の受容体

　嗅毛はにおい分子の受容体をもっています。におい分子が受容体に結合すると受容器電位が発生します。受容器電位が十分に大きければ、活動電位が発生し、嗅球に伝達されることになります。

　環境中のにおい分子は約45万種と膨大ですが、におい分子の受容体は約350種と言われています。2004年のノーベル生理学・医学賞受賞者のアクセルとバックは、1つの嗅細胞は1種類の受容体しかもたないが、1種類のにおい分子を複数の受容体の組み合わせとして認識することで多数を区別できることを、明らかにしました。

④嗅覚の伝導路と中枢

　嗅球は脳から突き出た左右の嗅索の先端にあります。嗅細胞の軸索は篩骨を貫いて頭蓋に入り、嗅球に達します。ここで二次求心性ニューロンとしての僧帽細胞の樹状突起とシナプスを作ります。シナプス部分は嗅糸球体と呼ばれます。

　同一種類の受容体をもつ嗅細胞からの電気信号は、それぞれ同一の嗅糸球体に入っています。僧帽細胞の軸索は外側嗅索となり梨状葉皮質へ向かいます。古くは梨状葉皮質が嗅覚の最高中枢と言われましたが、近年、嗅覚の大脳皮質への投射が確認され、嗅覚中枢は前頭葉眼窩回にある

と考えられるようになっています。

🟢 味覚

①味覚系の構造

味覚器はつぼみの形をしていることから「味蕾」と呼ばれ、この中に味細胞があります（図6-14）。味蕾は主として舌の有郭乳頭、茸状乳頭に存在し、頬粘膜、軟口蓋、口蓋咽頭、喉頭蓋にも散在します。味蕾は総計1万個あります。

個々の味蕾は、味受容器である味細胞と支持細胞から成ります。味細胞は味毛をもっていて、これを、味蕾の上皮表面での開口部である味孔に出しています。細胞底部で

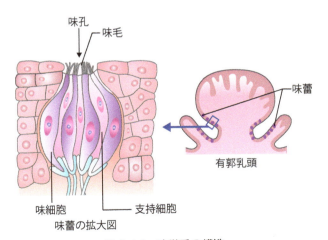

図6-14 味覚系の構造
河田光博、三木健寿編『解剖生理学 人体の構造と機能』

は、味蕾に進入する無髄の味神経とシナプスを作っています。

②味覚物質

　日常経験する味の感覚は、甘味、酸味、苦味、塩味の基本味の混合によって生じるとされ、これらは4基本味とされてきましたが、近年、これに「うま味」が認知され、5基本味とされました。英語でもumamiと言います。

　基本味に対する反応閾値は、舌表面の部位によって異な

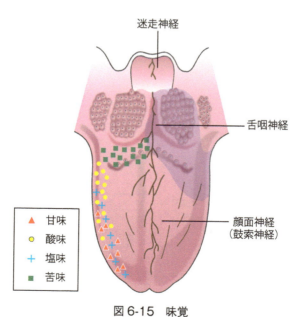

図 6-15　味覚
F. ブルームほか著、中村克樹・久保田競監訳『新・脳の探検』

り、長い間、甘味は舌尖、酸味は舌縁、苦味は舌根部、塩味は舌尖から舌縁部で閾値が低いとされてきましたが（図6-15）、新しい研究では、苦味は舌根部よりも舌尖部で閾値が低いことが分かりました。うま味については未だ不明です。

5基本味のうち、酸味と塩味は、体内ではイオンとして機能していて（酸味：水素イオンH^+、塩味：ナトリウムなどのアルカリ金属イオンなど）、これらは、イオンチャネルを通じて味細胞内に取り込まれ、電気活動が開始します。甘味、苦味、スクロース（ショ糖）、デナトニウム、グルタミン酸に対応した反応は、これらの物質に対応した受容体をもつ味細胞に結合することによって電気活動が開始します。

電気活動とは、4章でも説明しましたが、味細胞が溶液、つまり唾液に溶け込んだ化学物質に対して反応すると受容器電位が生じ、この電位が一定値に達した時に、シナプスを介して味神経に活動電位が発生するという一連の現象です。

味覚の伝導路と中枢

舌の前方$\frac{2}{3}$の味蕾から出た一次求心性ニューロンを成す味神経線維は、顔面神経（脳神経）の一種である鼓索神経中を、舌の後方$\frac{1}{3}$からの味神経線維は舌咽神経中（図6-15）を、舌以外の場所からの味神経線維は迷走神経中を求心して延髄に達し、ここで孤束核のニューロンにシナプスします（図6-16）。

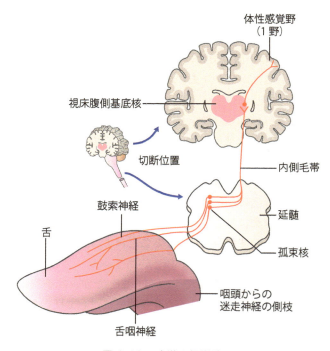

図 6-16　味覚の伝導路
F. ブルームほか著、中村克樹・久保田競監訳『新・脳の探検』

　孤束核から出る二次求心性ニューロンは正中線と交叉して内側毛帯を上行し、触／圧覚、痛覚、温覚の線維と共に視床の後腹側基底核群と呼ばれる神経核（VPM、VPL）に終わります。視床からの三次ニューロンは新皮質中心後回の体性感覚野に至ります。

5 体性感覚

これまで述べた視覚、聴覚、前庭感覚および味覚は特殊感覚で、脳神経によって求心されます。これから述べるのは一般感覚で、わけても皮膚感覚と深部感覚です。

皮膚とこれに接する粘膜（口腔粘膜や鼻粘膜などの他に角膜や鼓膜を含みます）で、主に接触刺激によって感じられる感覚を皮膚感覚と言います。筋、腱、筋膜、骨膜、関節、靱帯などの皮膚と内臓との中間組織で、接触または動きなどの機械的刺激によって起こる感覚を深部感覚と言います。

皮膚感覚

皮膚感覚には触覚／圧覚、温覚、冷覚、痛覚の4種類があります。感覚受容器は皮膚内に点在するさまざまな形をした感覚神経終末です（図6-17および図4-13参照）。裸の感覚神経終末、先端が板状にひろがった神経終末（ルフィニ小体、メルケル触覚盤）、および結合組織性被覆に包まれた神経終末（マイスネル小体、パチニ小体、クラウゼ小体）などがあります。多くは単なる神経終末であり、組織学的には、それぞれの皮膚刺激に対応する差は認められていません。

しかし、機能的には、それぞれの感覚神経終末は、ただ1種類の皮膚刺激を受容します。つまり、適刺激をもちます。89ページの表4-3を見てください。ルフィニ小体、メルケル触覚盤、マイスネル小体、パチニ小体、触／圧といった機械的エネルギー刺激に敏感になっています。温／冷

の刺激に対応するのは自由神経終末、痛み刺激も自由神経終末ですが、これらの受容器の存在部位は、皮膚表面上から、触／圧覚、温覚、冷覚、痛覚などの感覚点（それぞれ、触点、圧点、温点、冷点、痛点）として識別されます。

なお、皮膚に対する触／圧という刺激は、筋、関節などに対する刺激と同じ機械的刺激で、これに対応する受容器であるパチニ小体やマイスネル小体などは機械受容器とも呼ばれます。皮膚にあるのと同じような機械受容器は、胃壁、頸動脈洞にもあり、胃の膨満、血圧上昇などの機械的刺激を受容しています。血圧や満腹感を感知しているのです。

①触／圧覚

ルフィニ小体、メルケル触覚盤、マイスネル小体、パチニ小体、クラウゼ小体は、双極性感覚神経（一次求心性ニューロン）から出ている2本の軸索突起の末梢端に形成されています。自由神経終末もこの末梢端です。中枢側は脊髄や脳幹に向かい、そこで二次求心性ニューロンにシナプスしています。

受容器に生じた電位変化が感覚神経に活動電位を生じさせると、それは特有の伝導路を介して、一次体性感覚野に伝えられ、感覚されます。これは、これまでお話しした特殊感覚がそうであったようにです。そして、感覚されるまでのあいだに、諸段階で反射弓を形成して反射を起こすこともあります。

6章 感覚受容器細胞群が作るさまざまな感覚

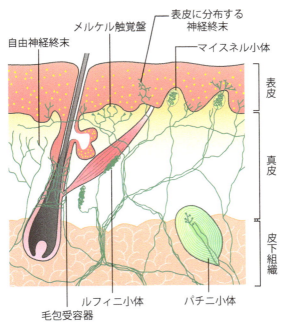

図6-17 ヒトの皮膚における感覚受容器の分布
岩堀修明『図解 感覚器の進化』

　圧覚は皮膚に歪みを起こした時に生ずるもので、触覚は圧覚の弱いものと考えられています。刺激がさらに弱くて持続的なときは攪感（くすぐったい感じ）を生じます。

　触覚／圧覚の閾値は顔面、特に鼻や口唇、舌で小さく、指、腹、胸がこれに次ぎ、腕、足では大きくなっています。触点、圧点の密度も体部位によって異なり、最も密な鼻や指で100個/cm^{2}であるのに対し、大腿部では11〜13個/cm^{2}です。

157

触覚/圧覚の識別能を測る尺度として2点弁別閾(てんべんべついき)があります。これは、皮膚の2点に加えられた刺激を2点と感じる最小距離であり、指尖、舌では最小(2～3mm)ですが、口唇、鼻、頬、足指、腹、背、腕、脚(60～70mm)の順に大きくなります。

②温覚と冷覚
　温度受容器には温受容器と冷受容器の2つの型があり、いずれも自由神経終末と考えられています。温受容器は皮膚温より高い温度に反応し、冷受容器は低い温度に反応するのですが、適刺激は温度そのものではなく、受容器に対する熱の供給速度と方向であるとされています。
　約40℃と15℃の温度刺激を与えて温度受容器の位置を調べると、前者に対応する温点は、$1cm^2$あたり1～4個程度、後者に対する冷点は3～15個程度です。両点の分布は触/圧点に比べて非常に疎であることが分かります。両者のあいだ、すなわち皮膚温(約32℃)で外界を感じなくなります。温点がもっとも多いのは顔面、指背、指腹、冷点がもっとも多いのは口唇で、腹部、胸部が続きます。

③痛覚
　痛みは生体にとって有害な刺激による感覚で、体を防御する上から大変重要であり、また感覚刺激の発生部位も表4-3に示すように体性、内臓とさまざまですので、節を改めて、まとめて述べることにします。

●深部感覚

意識にのぼる深部感覚としては、運動感と深部痛覚があります。

運動感は、空間における身体の位置や運動、あるいは身体に加えられた抵抗や重量を感じるもので、固有受容器感覚とも言います。主に関節の位置と運動が感覚されることにより起こり、その受容器は関節包や、ルフィニ小体やパチニ小体、腱のゴルジ腱器官、さらに皮膚、骨膜の自由神経終末などです。筋の伸展を受容する筋紡錘や筋の張力を受容するゴルジ腱器官の情報は大脳には伝わらず、意識にのぼりません。なお、これらの受容器については8章であらためて説明します。

また、深部痛覚についても、痛みのところでお話しすることにします。

●体性感覚の伝導路

脊髄後根の一次求心性線維は脊髄に入ると機能に従って区分され、それぞれ異なる伝導路を経て大脳皮質に達します（図6-18）。

①触/圧覚と深部感覚

触/圧覚、深部感覚を伝える線維の一部はそのまま後索を上行して延髄に達し、ここの薄束核と楔状束核のニューロンにシナプスします。これらの核からの二次ニューロンは正中線を交叉し、内側毛帯を上行し、反対側視床の後

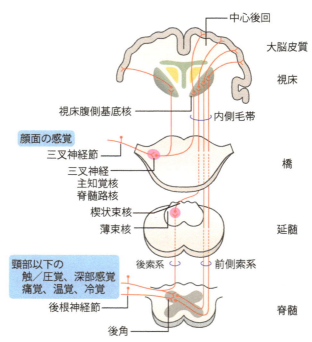

図 6-18 皮膚感覚、深部感覚の伝導路
ただし、これは模式図であり、新皮質への投射は顔面、頸部以下のものが逆の位置になっている

貴邑冨久子、根来英雄『シンプル生理学 改訂第6版』p125, 2008, 南江堂より許諾を得て転載. 一部改変

腹側基底核群（VPL、VPM）に終わります。後根に入った他のニューロンは後角ニューロンに連絡し、ここから出る二次ニューロンは正中線と交叉して内側毛帯を上行し、視床に至ります。この上路は「後索系」と呼ばれます。

②腹外側視床路

　痛覚、温度感覚を伝える一次感覚ニューロンは、後角ニューロンにシナプスし、ここからの二次ニューロンは正中線と交叉したのち、脊髄の前外側（前索、側索）を上行します。その後は途中でシナプスを介することなく、視床の腹側基底核に終わります。「腹外側脊髄視床路」と呼ばれます。

③顔面の皮膚感覚

　顔面の感覚は三叉神経が支配しています。その一次ニューロンは橋に入り、三叉神経主知覚核と脊髄路核のニューロンにシナプスします。二次ニューロンは内側毛帯を経由して視床の腹側基底核に達します。視床からの三次ニューロンはすべて新皮質中心後回の体性感覚野に至ります。

● 新皮質体性感覚野

　新皮質の構造と神経連結については9章も参考にしてください。

　視床中継核からの神経線維は新皮質の中心後回の一次体性感覚野（3、1、2野）にも達します。二次体性感覚野は一次野の下部に接して、外側溝の上壁にあります。ここは、視床下部からの投射と同側性一次野皮質からの入力を受けます。

　ヒトの一次体性感覚野を電気刺激すると、ある特定の体の部位に感覚が生じます。刺激点をずらすと、感覚の生じ

る体表部位も移動します。このようにして、反対側の体表が中心後回の新皮質表面に順序だって再現されています。これを「体部位再現」と言います（図6-19）。

　逆に、脳からではなく、からだから見た方がこの概念が理解しやすいかもしれません。つまり、からだのどの部位で生じた体性感覚刺激（触／圧、温度、痛み）を、中心後回の（３.１.２野）のどの部分が受け入れる責任を負っているのか、ということを示しているのが体部位再現ということになります。

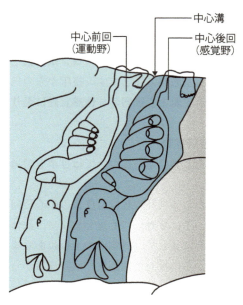

図6-19　終脳における中心前回・中心後回の体部位再現
　　　　原一之『人体スペシャル 脳の地図帳』

再現の仕方は、足の感覚野が上方に、頭の方がその下方にあるように、また、手指、顔面など感覚の鋭敏な、または精度の高い部位が広い面積を占めるように行われています。このような特徴を、ペンフィールドとラスムッセンが、「皮質周囲の小人（ホムンクルス）」の絵にして示しました（1950年）。なお、中心前回については後述します。

6 内臓感覚

自律神経系も、体性神経系と同じく、その機能の基本は刺激の受容 - 反応にありますので、求心性線維、中枢、および遠心性線維から構成されます。なかでも内臓の状態を中枢に知らせる内臓求心系は、生体の個体維持と種族保存にきわめて重要な働きをしています。血圧、呼吸、消化など基本的生命活動を維持し、調節する感覚情報は、多くの場合、大脳皮質に達せず、したがって知覚されません。受容器からの求心性神経は、脊髄や脳幹の中枢で遠心性神経に切り替えられて反射を起こします。これらの生理学については、この後それぞれの機能の章で説明します。

一方、内臓受容器から感覚情報が求心系を介して大脳皮質まで達し、知覚される場合もあり、この場合、渇き、悪心、便意、尿意、そして腹痛などの臓器感覚や内臓痛覚になります。臓器感覚のうち、飢え、渇きについては9章の視床下部や辺縁系の節で、便意、尿意については、それぞれ12章、16章でお話しします。痛みについては、体性感覚の痛みとあわせ、次の節でまとめることにします。

7　痛覚

ここでは、体性感覚と内臓感覚のうち、痛みについて述べます。

痛みは生体にとって有害な刺激による感覚です。組織が損傷されるのでその受容器は侵害受容器（しんがいじゅようき）と呼ばれます。しかし、痛みには感覚としての痛みのほかに情動としての痛みがあるということを国際疼痛（とうつう）学会が強調しています。

学会は、痛みは感覚情動体験だと言います。「子どもの時から、ぶつけたり転んだりして、痛いと感じ、つらいと思う経験を重ねる。そして痛いと感じるのは感覚であり、つらいと思うのは情動である。長じてこのとき経験したと同じような意識内容があると痛みと思う。この時、身体に原因があるとは限らない」したがって、組織が侵害された時に生じる感覚、情動体験はまぎれもなく痛みであるが、身体のどこにも原因が見当たらない感覚、情動体験であっても、これを痛みと認めるべきである、としています。

ここでは、このような前提のもとに、痛み感覚をお話しします。情動については、簡単に視床下部の項で触れることにします。

● 痛みの分類

①発生部位によって、以下のように分けられます。

　体性感覚としての痛み：皮膚痛覚（皮膚や粘膜の痛み）
　　　　　　　　　　　　深部痛覚（筋、骨、関節の痛み）
　内臓感覚としての痛み：体壁痛覚（腹膜、胸膜の痛み）

6章 感覚受容器細胞群が作るさまざまな感覚

内臓痛覚（心臓、腸などの痛み）

②感覚受容器細胞群の中で、どの細胞／組織が侵害されたのかによって、以下のように分けられます。

　侵害受容性の痛み：侵害性刺激による痛みによって危険
　　　　　　　　　からからだを護る
　神経因性の痛み：神経伝達系のどこかの部分の損傷ある
　　　　　　　　いは機能異常が原因

③痛みの時間経過によっても、以下のように分けられます。
　急性疼痛：時間経過が短い、速い痛み、刺す痛み、伝導
　　　　　速度15〜45m/s、受容器は有髄Aδ神経の自
　　　　　由終末
　慢性疼痛：時間経過が長い、遅い痛み、鈍い痛み、伝導
　　　　　速度2m/s、受容器は無髄のC神経の自由終
　　　　　末

侵害受容性の痛み

　痛覚受容器は神経線維の単なる無髄となった自由神経終末です。その形について、図4-13、6-17を見てください。刺激は組織を損傷するので、痛覚受容器は侵害受容器とも呼ばれます。受容器は有髄のAδ神経と無髄のC神経の自由終末です（表4-1A参照）。

　Aδ線維は、強い圧迫などの機械的な侵害受容のみに応じる機械的侵害受容線維で、C線維は、機械的、熱的、化学的など、すべての侵害受容に応じるポリモダール（多

重）侵害受容線維です。

　刺激は皮膚を侵害して細胞内に存在しているヒスタミン、キニン、セロトニンなどの化学物質を遊離させ、これが神経終末に作用します。また、破壊された組織細胞から遊離された酵素の働きで、血漿(けっしょう)中のカリクレインが活性化され、その結果、ブラジキニンが産生され、遅れた痛みも起こします。炎症によって作られるプロスタグランジンE_2はブラジキニンの発痛作用を強めます。これらの物質は内因性発痛物質(はつうつぶっしつ)と言います。アスピリンはプロスタグランジン類の産生を抑制することにより鎮痛作用を発現するのです。

　自由神経終末に発生した活動電位は、すでに述べたAδ線維とC線維の2つの線維系統によって中枢神経に伝えられます。伝導速度は、前者は速く、後者は遅いことも述べました。後根を通って脊髄に入ったこれら一次求心性線維末端からは、サブスタンスPが分泌され、その結果、上位中枢への伝達が行われます。この痛みには消炎鎮痛薬や麻薬性鎮痛薬が有効です。

　なお、痛み刺激は、Aδ線維がはっきりとした、鋭い、局在の明確な痛み（一次痛）をまず伝達し、ついで、C線維が鈍い、うずくような、局在のはっきりしない不快な感じ（二次痛）を伝達します。速い痛み刺激は直接に視床へ連絡し、遅い痛み刺激は脳幹網様体、脊髄、橋、中脳、視床下部、そして視床へと投射しています。

6章　感覚受容器細胞群が作るさまざまな感覚

🟢 神経因性の痛み

　神経が傷ついたことがもとで起こる痛みです。帯状疱疹後神経痛、糖尿病性疼痛、四肢切断後に起こる幻肢痛や灼熱痛（カウザルギー）、抜歯後の幻歯痛などの例があります。痛みの特徴は、持続性の灼けつくような痛み、風や肌着が触れても痛い（アロディニア）、些細な刺激を強い痛みと感じる痛覚過敏で、消炎鎮痛剤も、麻薬性鎮痛薬も効果がありません。これは、急性疼痛の時期に、痛み信号の発現を治療によって素早く阻止しなかったために、痛み感覚の神経回路に構造的な変化が起こってしまったからだとされています。組織の損傷によって痛みが起こったら、我慢せずに、早くに痛み止めの治療をすることが大切と言われています。

🟢 深部痛覚

　深部痛覚は、筋肉、腱、関節、骨膜における侵害性刺激によって生じる、鈍い、うずくような痛みです。外傷や感染によってこれらの組織が損傷され、炎症を起こすと、遊離されたキニン、ヒスタミン、セロトニンなどの化学物質が神経終末を刺激して痛みが生じます。

　受容器は自由神経終末なのですが、深部組織にはAδ線維が少ないため、皮膚の痛みと違って、速い、明瞭な痛みが少ないとされます。さらに、内臓痛もそうですが、局在が不明瞭で、吐き気を起こしたり、しばしば発汗や血圧の変化を伴います。

このようにして起こった痛みは、近くの骨格筋の反射性収縮を起こしますが、これは骨、腱、関節に加えられた傷害に伴う筋痙縮に似ています。持続的に収縮している筋は鬱血状態になり、この鬱血は収縮中に遊離される乳酸、カリウムイオンやセロトニン、ヒスタミンなどの蓄積を起こし、筋痛を生じさせます。

　なお、適当な血流を受けながら律動的に筋が収縮する場合は痛みは起きませんが、もし、筋への血流が阻害された場合は、筋収縮はすぐに痛み（筋性疼痛）を生じさせます。そして、筋収縮の後も血流が遮断されているかぎりは続きます。この現象の説明としては、筋収縮のあいだにP因子と呼ばれる化学物質が放出されたため、とされています。その臨床的な例として、狭心症や間欠性跛行（しばらく歩くと足に痛みやしびれが生じ、休むとまた歩けるようになる症状）が挙げられています。

🟢 内臓痛覚

　平滑筋の機械的刺激、熱刺激などは普通痛みを起こしませんが、内腔をもつ器官の急激な進展、または強い収縮は、強い痛みの感覚を起こします。その発現機序は、骨格筋の痙縮による痛みと共通していて、局所の貧血とそれに伴う組織液の酸性化、水素イオンの増加、カリウムイオンの増加、発痛物質の蓄積などです。痛みは時に激痛となります。骨格筋における痙縮とは、筋肉が過緊張して手足が動きにくかったり、勝手に動いてしまったりすることを言います。

6章 感覚受容器細胞群が作るさまざまな感覚

　内臓痛覚は一般に局在が不明瞭で、不快感を起こし、吐き気や嘔吐などの自律神経性の症状を伴います。しばしば放散して、他の部位と関連した痛みの感覚を起こします。

　内臓に存在する痛みや他の感覚に対する受容器は皮膚に存在するものと似ていますが、内臓には固有受容器はなく、温度および触受容器もありません。痛覚受容器（侵害受容器）はありますが、体性系組織と比べ、非常に少数です。皮膚感覚と同様に無髄のC線維の自由神経終末です。

　すでにお話ししたように、内臓機能は自律神経系が支配しています。自律神経系も、体性神経系と同様に、求心路、中枢、遠心路で構成されています。内臓からの感覚情報を伝える求心性神経線維は、交感神経と副交感神経を介して中枢神経系に達します（図5-5参照）。その細胞体は後根神経節および相同の脳神経節にあります。内臓求心性線維は、脳神経である顔面神経、舌咽神経、迷走神経にも存在することもお話ししました。

　図5-5からわかるように、特に内臓の痛覚情報を伝える求心性神経は、胸部および腹部臓器からの情報の場合、交感神経の求心性線維を通って後根から中枢神経系に達します。一方、胸上部の食道、気管、咽頭からの痛覚情報と、骨盤部痛覚境界線より下部の直腸、尿道、腟からの痛覚情報は副交感神経の求心性線維を介して中枢神経系に達します。なお中枢内では体性感覚と同じ伝導路を上行し、大脳に達するので、体性感覚の伝導路を参照してください。また、大脳新皮質の内臓痛覚を感受する領野は中心後回で、これも体性感覚と混在しています。

関連痛と放散痛

関連痛とは、内臓臓器からの痛みを、痛み刺激が加わった場所ではなく、体性組織の一定部位に投射して感じられる現象です。この関連痛は内臓刺激を受け入れた脊髄分節で体性投射されますので、内臓痛と重なることも、あるいは全く離れた場所に感覚されることもあり、後者を放散痛と呼びます。もっともよく経験される例は、心臓痛が左腕内面に痛みを起こしたり、横隔膜中央部の刺激が肩の先端に痛みを起こすことで、日常の生活の上でもこのような知識は有用と思われます。

関連痛の起こるメカニズムとして、内臓の感覚神経情報と体性組織の感覚神経情報が後角で同じ痛覚伝導路（脊髄視床路）ニューロンに収束して起こることが想定されて

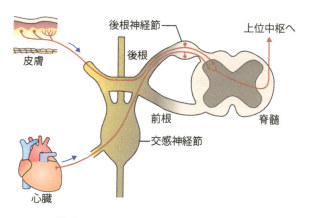

図 6-20　関連痛の収斂-投射メカニズム

います（図6-20）。収束とは、1個の神経細胞に多数の神経細胞の神経終末がシナプスを形成して接続することを言います。「収斂(しゅうれん)」とも言います。

このように痛みが関連痛として放散する時、元の痛みが発生した組織と発生学的に同じ体節または皮膚節に由来する組織に放散されます。これは「皮膚節の法則」と言います。

7章 運動機能

　これまで、この本の大きな部分を費やして、分子、細胞、組織の説明をしてきました。それらは、どちらかと言うと自分のからだの働きとして実感できるものではなかったのではないかと思います。でも、ここでやっと、自分のからだで実際に、それもドラマチックに体感することができる「運動」と呼ばれる機能の話に入ります。自分のからだを動かしながら、読んでみてください。

1　「運動」の意味

「運動機能」という言葉はあまり聞き慣れないかもしれませんが、重要な生理学用語です。われわれは運動機能によって外界に働きかけ、行動し、外部環境の変化に適応することができるのです。つまり、内外環境の変化を受け入れ、それに対処することによって、個体維持を果たし、適応的行動を展開していくことが可能になるのです。ですから、生理学的な「運動」という用語は、普通の生活でしばしば出てくる「運動している？」「運動は健康に良い」などという使われ方をしている「運動」よりはずっと大きな意味を含んでいるのです。

　とは言え、「運動している？」と同じく、生理学的な「運動」も骨格筋の収縮活動を意味します。でも、その発現によって次の2つのメカニズムに区別します。

第一のメカニズムは、単純な「反射」です。環境からの、体性感覚、時に内臓感覚を含む一般感覚や特殊感覚をもたらす感覚情報は、脊髄、脳幹、新皮質運動野を中枢とする反射を起こして、目、耳を含む骨格筋の収縮を起こします。第二のメカニズムは、「意志」によるものです。環境からの先のような感覚情報は新皮質感覚野に伝達され、知覚され、それを基に前頭連合野が運動の意志を形成したら、運動野が骨格筋の収縮の指令を出し、収縮が起きます。第二のメカニズムには、新皮質による認知機能と知的活動という高次機能が含まれています。

　さらに、このようなメカニズムで起こる骨格筋の収縮活動のそれぞれには、次の2つの要素が含まれます。そして、この2つの要素を遂行するのは「体性（運動）反射」と呼ぶ生理機能です。

　第一の要素は姿勢の維持、第二の要素は（狭義の）運動です。とは言え、実際には姿勢の維持と運動は巧妙にからみ合っていて、切り離すことはできません。例えば、手先や足先の運動でも、体幹と腕や足が適当な位置関係にある時だけ思い通りの動作をすることができます。一方、ある姿勢を維持するためには、この姿勢を乱すようなどんな力をも適当な運動によって打ち消す必要があります。運動を姿勢調節なしに行おうとすることは、姿勢調節を運動なしに行うことと同様に不可能に近いと言えます。姿勢の調節と運動は常に協調して行われています。

　さらに、骨格筋の収縮活動は、先に述べた意志によるもの以外にも起こり得るので、次の2つに分類することがあ

ります。第一に意志によって意識的に行う「随意運動」と、第二に意志によらない、無意識的に起こる骨格筋の収縮である「不随意運動」です。しかし、意識的に行う運動の中にも姿勢維持、反射の協調など、無意識的な部分があり、また、不随意運動は臨床的に分類されたもので、文字どおりの不随意運動、反射、随意運動の変形などを含み、随意運動との境界は明確ではありません。

ここでは、「運動」を、骨格筋の収縮によって行われる姿勢の維持と（狭義の）運動、という定義のもとに説明していこうと思います。脊髄と脳幹の構造については5章で述べましたので、本章では、まず下位中枢としての脊髄と脳幹の運動機能、ついで上位中枢としての大脳基底核、小脳、大脳新皮質の運動機能について、構造とともに説明することにします。

2 姿勢の定義

運動には、姿勢の維持と（狭義の）運動という2つの要素があること、そのための骨格筋を効果器とする反射を体性（運動）反射と呼ぶことをお話ししました。ここで、改めて、「姿勢」について詮索しておきます。

姿勢は、①身体の「構え」と、②身体の「体位」、の2つの要素で決められます。構えは、身体のねじれ、とも言い換えられ、関節を支点とした時の各分節のスタイルです。体位は、身体の傾きとも言い換えられ、重力に対し身体がどのような位置にあるか、直立か、斜めに立つか、あるいは臥位（うつぶせ）か、背位（あおむけ）かなどが問

題になります。いずれも四肢、体幹、頸部(けいぶ)の抗重力筋が持続的に収縮（筋緊張）することによって行われます。

　最も基本となる直立姿勢とはどのような形でしょう。

　四肢動物の直立姿勢は四肢により体幹を支え、重力に抗して安定姿勢をとる形ですが、二足動物であるわれわれヒトの直立姿勢は、身体の構成要素を重力の方向にできる限り直線に並べ、それを維持することで、それにより力学的に安定した形となります。具体的には、前向き姿勢、両足の位置は腰から垂直に、両膝の位置は曲げるでもなく、過度に伸展してもいない、重心は両股関節を結ぶ線上4～8cmにある、などの形が求められます。

　さらに、頭の位置、頸(くび)の構えなどを細かく整え、頭部を地面に対して垂直に静止させることが最も重要な調節の目標で、それによって初めて外界を正しく知覚することができます。

　ここで外乱という、直立姿勢を乱す刺激が加えられた時は、まず頭を地面に対し垂直に静止させるという姿勢調節が行われ、これによって注視を回復しようとします。

3 最終共通路としての運動神経細胞

　骨格筋の収縮活動は、脊髄と脳幹にある運動神経によって支配されています。運動神経細胞の軸索を通って活動電位が筋に達することによってのみ収縮が惹起されます。そして、それぞれの運動神経細胞には、多くの求心性（上行性）および遠心性（下行性）神経による、そしてそれぞれ興奮性／抑制性の入力があります。

求心性の入力は、骨格筋の反射的な収縮を起こす種々の感覚受容器からのものです。こうして感覚受容器からの情報によって生じる骨格筋の収縮という反射が体性（運動）反射なのです。なお「反射」という生理機能については5章で詳しく説明しました。

　遠心性の入力としては、直接的または間接的に介在ニューロンを介した大脳新皮質、小脳と大脳基底核、脳幹、脊髄からのものがあり、これらは、①随意運動を引き起こす、②姿勢を調節する、③各種の筋活動を協調させる、④外界からの侵害性刺激からからだを護る、などの機能をもつ入力で、無数の伝導路を通じて脳幹や脊髄に収束しています。

　まとめると、これらの入力は、脊髄および脳幹の運動神経細胞に、脊髄、脳幹、小脳と大脳基底核、大脳皮質という中枢神経系の4つのレベルから、直接、間接に送り込まれます。運動神経細胞は、これらの統合、つまり、興奮性と抑制性のシナプス電位の加算を行い、その結果、筋肉への出力が決まります。したがって、運動神経細胞とその軸索は骨格筋に対する「最終共通路」を成していると言われます。

　4章で述べましたが、1個の運動神経細胞と、それによって支配される筋線維群を「運動単位」と言います。また1個の運動神経が支配する筋線維の数を、その運動単位の「神経支配比」と言います。神経支配比は、一般の指の筋や眼筋などのように微妙な運動に関わっている筋では小さく、四肢の近位筋（体幹に近い筋）や体幹筋など、粗大な

運動に関わる筋では大きくなっています。

　ヒトの単一運動単位の活動が筋電図として記録されることもすでに述べました。

4　脊髄の運動機能

　読者の皆さんは気づいていない（意識していない）かもしれませんが、骨格筋にはさまざまな感覚受容器があり、筋が引き伸ばされる際は、その速度や長さは筋紡錘（きんぼうすい）によって測られています。筋が収縮する際は、発生する張力が腱器官で測られています。そのため、これらの感覚は自己受容性感覚あるいは固有感覚とも言います。また、これらの感覚は一般感覚の中でも体性感覚、さらにその中でも深部感覚に分類されます（表4-3参照）。ここでは、特に筋紡錘と腱器官について説明し、ついでこれら感覚受容器への刺激に対応する骨格筋の反応において脊髄が果たしている役割の重要さを認識していただきたく思います。同じく深部感覚に分類され、筋や腱に対する圧刺激を感じるパチニ小体やルフィニ小体、さらに筋や腱に対する痛み刺激に対応する感覚終末が感覚情報を中枢神経系に送って、運動の調節に役立てていますが、これらについてはここでは省きます。

　なお先にも述べましたが、脊髄は、これらの末梢の感覚受容器からの感覚情報のほかに、上位中枢から下行性指令に対しても対応しなければならないという立場にあることをここで確認しておいてください。

● 脊髄の構造

5章ですでに述べましたので、ここでは省略します。

● 筋紡錘

筋紡錘は結合組織の被膜に包まれた2～10本の筋線維（錘内筋線維と呼ばれます）と、これを支配する感覚性および運動性の神経線維から構成されます（図7-1）。全体は長さ6～8mmの細長い紡錘形をしていて、隣接する普通の筋線維（錘外筋線維と呼ばれます）とは並列に位置し、両端でこれに付着しています。一般に、複数の運動単位ごとに1個の筋紡錘が備わっています。錘内筋線維には、中央部が膨らんでたくさんの核で満たされている線維（核袋線維と呼ばれます）と中央に集まった核が1列に並んでいる線維（核鎖線維）の2型があります。いずれにおいても中央部では収縮要素（アクチンフィラメントとミオシンフィラメント）が少ないために、中央部は収縮が起こりません。

錘内筋線維の中央部の核のある部分には、Ia（Aα）群の感覚線維がらせん状の終末を作り（一次終末あるいはらせん終末と言います）、その両側または片側で、核がない部分にII（Aβ）群の線維が終末しています（散形終末あるいは二次終末）。錘内筋線維は、さらにこれに収縮を起こさせる運動神経線維の支配を受けています。この神経線維は3～8μmの細い線維で、Aγ群に属するのでγ運動ニューロンと呼ばれています。α運動ニューロンと同じ

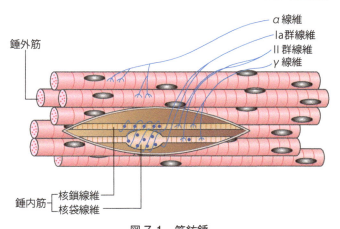

図 7-1　筋紡錘
河田光博、三木健寿編『解剖生理学　人体の構造と機能』

脊髄前角に細胞体があり、前根を通って筋紡錘に至り、錘内筋線維の両側の収縮要素のある部分に終末しています。錘外筋線維にはAα群に属する神経線維をもつα運動ニューロンのα線維が終末しています。

筋紡錘とγ運動ニューロンの機能

筋紡錘は、錘外筋線維と錘内筋線維の長さの差を測定し、その情報を中枢に送る働きをします。筋が引き伸ばされて錘外筋線維が長くなる時、錘内筋線維も伸ばされて感覚線維終末が変形します。これによって受容器電位が発生し、ついで感覚神経に活動電位が発生します。その場合、一次終末からのIa群感覚神経の発射頻度は、主として錘内筋線維の伸張の程度と速度に比例し、これを動的反応と言

います。しかし、二次終末からのII群感覚神経の発射頻度は主として筋の長さに比例し、これを静的反応と言います。

筋紡錘の基本的な働きはこのように興味あるものですが、その働きはγ運動ニューロンによって支えられていると言ってよいでしょう。γ運動ニューロンは感覚受容器としての筋紡錘の感度を調整しているのです。中枢の遠心性制御の一例です。

γ運動ニューロンの制御がない時、α運動ニューロンの活動によって筋紡錘が属する骨格筋が収縮すると、並列に位置する筋紡錘は弛緩して筋の長さを測定する役割を果さなくなってしまいます。筋紡錘の適刺激は、筋紡錘の伸張による感覚神経終末の変形だからです。しかし、γ運動ニューロンの活動が高まれば錘内筋線維の収縮要素のある両端部が収縮するので錘内筋線維の中央部が伸張し、感覚神経終末からインパルスが発生します。こうして、γ運動ニューロンの活動によって筋紡錘の感度の低下が防げるのです。

γ運動ニューロンの活動は、後根(こうこん)を経由する痛覚、温度覚などの求心性線維のインパルスにより促進され、また上位中枢からの遠心性インパルスにより促進や抑制を受けます。一般に、種々の運動において、α運動ニューロンとγ運動ニューロンの活動は並行して起こります。これによって筋肉の短縮中に起こる筋紡錘のインパルス発射の減少が補償されるのです。このような両ニューロンの関係をα-γ連関と言います。

ゴルジ腱器官

ゴルジ腱器官は、線維性の莢に包まれた多数の腱の束から成ります。骨格筋が腱部に移行する部分に存在し、筋線維と直列に位置しています。これは筋紡錘が並列にあることと対照的です。

腱受容器は、一般に、1個の運動単位ごとに1個が備わっていると考えられています。それぞれの腱器官には1〜2本のIb群感覚神経終末が分布しています。属する筋線維が収縮すると感覚神経終末は変形し、インパルスを発生します。

脊髄反射

脊髄には、受容器と骨格筋の間を特異的に結合する神経回路が多数用意されています。上位の運動中枢は、この脊髄に固有の神経機構を利用して運動を発現し、また調節しています。脊髄にあるこのような神経回路で特に重要なものは伸張反射、屈曲反射、腱器官の反射です。

なお、これからの話のために、骨格筋についての解剖学的な説明をしておきます。骨格筋には関節を動かす筋肉があり、これらは屈筋と伸筋に分けることができます。関節を曲げる時に収縮する筋肉が屈筋で（図8-2）、関節を伸ばす時に収縮する筋肉が伸筋です。肘の曲げ伸ばしを例にとると、肘を曲げる時は上腕二頭筋という力こぶになる筋肉が収縮するので、この筋肉が屈筋です。反対に、肘を伸ばす時は反対側の上腕三頭筋が収縮するので、この筋肉は伸

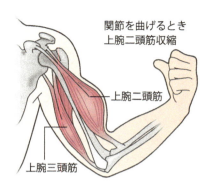

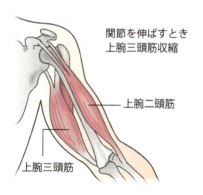

図 7-2　屈筋と伸筋

筋です。

　さらに、この屈筋と伸筋のように、関節に付いて対抗して働く筋肉を拮抗筋と言います。また、瞳孔の大きさについて散大筋と括約筋、そして消化管について輪状筋と縦走筋、などのように拮抗して働く筋肉も拮抗筋と言います

が、ここでは関節の運動に関する筋肉が対象です。

①伸張反射

　伸張反射については、5章の「反射」「反射弓」の説明のところでその最も単純な例として取り上げました。

　骨格筋を伸張すると、伸張された筋は反射的に収縮します。この反射を起こす刺激は筋を伸張することであり、この反射の反応は伸張された筋の収縮です。感覚受容器は筋紡錘で、ここで発生したインパルスは求心性神経によって中枢神経系に伝導されます（図7-3上）。この求心性神経は、この筋紡錘をその中にもっている筋を支配している運動ニューロンに直接に接続していて、運動ニューロンにEPSP（興奮性シナプス後電位）を発生させます。このように、求心性神経と遠心性神経との間にただ1個のシナプスをもつ反射を単シナプス反射と言い、伸張反射は生体内の唯一の単シナプス反射です。

　ただし、生体においては短時間の伸張が筋に加えられることは少なく、自然刺激として、重力の作用によって筋に加えられる伸張が問題となります。例えば、先に述べました直立姿勢を考えてみましょう。私たちの膝は重力によって曲がろうとするので、膝関節を伸ばすために働く伸筋、つまり大腿四頭筋に対して、伸張が加えられます。重力によって大腿四頭筋に加えられるこの伸張は持続的なものです。したがって、多くの筋紡錘から非同期性の、反復性のインパルスが発生し、運動ニューロンからの発射もこれに応じて反復性に、非同期性に行われることになります。

そのため、大腿四頭筋は持続性の収縮を起こし、重力に抗して直立姿勢が保持されることになります。

このように姿勢保持において伸張反射の機能は最重要です。われわれヒトでは伸張反射は特に下肢筋で発達していて、そのため直立姿勢に関与する筋肉を抗重力筋と呼びます。この際、筋紡錘からのインパルス発射を持続的に維持する上で、γ運動ニューロンの活動が必要となります。

②屈曲反射

この反射についても5章で説明しました。

皮膚、筋肉、関節などの深部組織に、つねったり、熱などによって、有害な痛覚刺激を与えると、その刺激と同じ側の、踝(くるぶし)、膝、股(また)を曲げるために働く屈筋群が反射的に収縮します。例えば、自分のからだで試してみてください。あるいは想像するだけでも結構です。自宅の床や浜辺で、ピンや尖ったものを、裸足の足で踏みつけた時、あなたの下肢はどんな反応をしますか？ このような反応を屈曲反射と言います。踝だけでなく、膝、股の屈筋の収縮によって肢全体を侵害性刺激から遠ざけようとする反射であることから防御反射（逃避反射）とも呼ばれます。

この反射は、1つの筋あるいは関節に限らず、1つの肢に属する筋肉に系統的に効果が現れること、また1種類の刺激ではなく、多種類の刺激によって起こることが特徴です。屈曲反射を起こす求心性神経は、Ⅱ、Ⅲ、Ⅳ群以下の細い線維で、一括して屈曲反射求心線維と呼びます。そこに発生したインパルスは中枢神経系に伝導され、図7-3

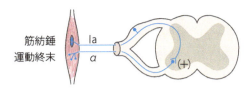

伸張反射の反射弓

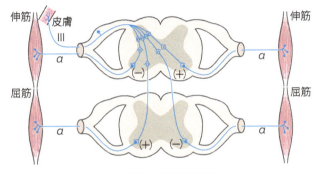

屈曲反射と交叉伸展反射

図7-3 伸張反射(上)と屈曲反射(下)
+:興奮性シナプス　-:抑制シナプス
Gardner, 1972

下に示すように屈筋の運動ニューロンにEPSPを発生させ、2シナプス以上の多シナプス反射です。

③腱器官の反射活動

ゴルジ腱器官は、筋が収縮するとインパルスを発生し、Ib線維によって求心して、自己のα運動ニューロンを抑制します。抑制性の介在ニューロンを介する2シナプス反射です。この機構は「自己抑制」と呼ばれ、伸筋で特に顕著

に見られることから逆伸張反射とも言います。

　後で述べますが、動物などで中脳の四丘体のレベルで切断すると除脳固縮（じょのうこしゅく）と呼ばれる伸張反射の亢進（こうしん）状態が起きます。このような除脳動物で四肢の関節を無理に屈曲させようとすると、ある時点までは強い抵抗があるけれど、それを超えると急に抵抗が消失して、楽に曲がります。これを折りたたみナイフ反射と呼びます。この反射は、痙縮状態で強く収縮している伸筋を、関節を曲げることでさらに引き伸ばすと、腱器官からのインパルス発射が増加し、それが自己抑制を起こすことによって起こると考えられています。

④反射の協調

　腕でも脚でも、肘や膝などの屈筋が収縮している間は伸筋が弛緩しなければ円滑な運動はできません。これは、一方の筋が収縮中に、その筋と逆に働く拮抗筋を支配する運動ニューロンの興奮性を抑制する回路が脊髄内にあるからです。これを「相反神経支配の機構」と言います。

　例えば伸筋を伸張すると、すでにお話ししたように、筋紡錘からのIa群線維のインパルスは自己の運動ニューロンに対して興奮性シナプスを作って単シナプスの伸張反射を起こします。同時に、その中枢分枝は、同じ関節の拮抗筋（屈筋）を支配する運動ニューロンに抑制性のシナプスを作る抑制性介在ニューロンを興奮させて、その運動ニューロンの興奮を抑制し、屈筋の弛緩を起こします。

　屈曲反射においては、屈曲反射求心線維は脊髄内で拮抗

筋（伸筋）を支配する運動ニューロンを抑制する抑制性介在ニューロンを興奮させることにより伸筋の弛緩を起こします。さらに、屈曲反射を起こす刺激が強いと、刺激側の肢（あし）の屈曲とともに、反対側の肢では伸筋群がすべて収縮して肢を伸ばす反射運動が起こります。これを「交叉伸展反射（こうさしんてん）」と言います（図7-3下および図5-1右参照）。この場合は屈筋群が弛緩します。

　床に落ちているピンを踏みつけた時、意識せずに、あなたはどのような姿勢をとるでしょうか。踏みつけた方の足は屈曲し、反対側の肢が伸びています。そうでないと、あなたは姿勢を崩し、ずっこけてしまうでしょう。この肢で体重を支え、刺激からの逃避を確実にします。

　こうして、屈曲反射を起こす求心線維は、肢の屈筋運動ニューロンと伸筋運動ニューロンに相反性に作用すると共に、両側の肢に対しても伸展と屈曲という相反性作用をおよぼすのです。このような複雑な身を守るための神経回路が脊髄に組み込まれているということは、たいへんな驚異に値するのではないでしょうか。

⑤**臨床診断に利用されるいくつかの脊髄反射**

　きっと皆さんは、病院や診療所を受診したとき、膝や肘をハンマーなどで叩く検査を受けたことがあると思います。筋肉あるいは腱をハンマーで叩くことによって、筋肉の起点と着点の間で筋肉がわずかの時間伸展され、したがって筋紡錘も伸張されて、伸張反射が起こります。図5-1左はこの反射を示しています。医師は、この反射が亢進（こうしん）し

ているか、抑制されているかを検査したのです。膝蓋の下を叩くと大腿四頭筋、またアキレス筋を叩くと腓腹筋とヒラメ筋に反射的な収縮反応が起こります。それぞれ、膝蓋腱反射、アキレス腱反射と呼ばれています。上腕二頭筋反射、上腕三頭筋反射もあります。

　これらの伸張反射の異常は、伸張反射を構成している要素の変化や上位中枢からの影響で起こります。上位中枢からは脊髄へ興奮と抑制の両方の影響がおよんでいるからです。伸張反射の亢進が特に強い時は固縮と言い、脳性麻痺やパーキンソン病で観察されます。もし腱を1回叩いただけでも筋収縮が複数回も繰り返されるならば、この反射はクローヌスと呼ばれます。クローヌスは上位運動ニューロンの障害があることを推測させます。

　一方、屈曲反射の異常も臨床的に重要です。髄膜炎では項部（首の後ろ側）や下肢の屈曲反射が起こって項部強縮、膝関節の屈曲による特徴的な体位を、腹膜炎では腹直筋の収縮や下肢の屈曲反射によってからだを折り曲げた体位をとります。

　臨床では、その他、皮膚に対する機械的刺激によって起こる反射（同側性伸筋反射）も利用されます。足底反射、腹壁反射、挙睾筋反射などがあります。

⑥脊髄の損傷

　脊髄が急速に完全に障害されるとそれ以下における全ての随意運動麻痺、感覚、脊髄反射の消失が起こります。これを脊髄ショックと言います。これは外科的ショックでは

なく、それまで常時、促進するような影響をおよぼしていた上位中枢との連絡が急激に遮断されたためであると考えられています。脊髄ショックの持続時間は、ヒトでは最低2週間ですが、カエルでは数分、イヌやネコでは1〜2時間です。この時間の変化は、動物の進化につれて、運動機能の調節が大脳に依存するようになっていくこと、つまり「大脳化」という現象の程度に比例していることを示しています。

脊髄の半側だけが障害された時は、障害側の障害部位以下で随意運動麻痺、深部感覚麻痺、皮膚の血管運動障害が起こり、障害の反対側で温度感覚と痛覚の麻痺が起こります。触／圧覚は両側に障害が起こりますが、全部は麻痺しません。これらをまとめて「ブラウン-セカール症候群」と言います。これは、随意運動の下行路は脊髄内では交叉せず、深部感覚の上行路も脊髄内では交叉しないが、温／痛覚の上行路は交叉し、触／圧覚の上行路には交叉性/非交叉性のものがあることを示しています。

5 脊髄、脳幹を中枢とする体性運動反射

脊髄を中枢とする姿勢反射と屈曲反射などの脊髄反射を説明した段階ですが、脊髄、脳幹を中枢とする反射にはその他にも多数の感覚受容器と骨格筋が関わっているので、これらを表7-1としてまとめておきます。

この表の中では、姿勢を維持するための姿勢反射に下線が付けてあります。伸張反射と支持反応という脊髄を中枢とする姿勢反射の他に、前庭迷路反射、頸反射、立ち直り

表 7-1 体性反射と中枢
下線をつけた反射は姿勢反射

A. 脊髄反射	1. 脊髄節反射	a. 伸展反射	伸張反射
			伸筋突伸
			交叉伸展反射
			同側性伸展反射
		b. 屈曲反射	屈曲反射
			支持反応
			折りたたみナイフ反射
	2. 長脊髄反射	a. ひっかき反射	
		b. 四肢間反射	
B. 脳幹反射	1. 眼球反射	a. 眼脈 b. 前庭 – 眼反射 c. 頸 – 眼反射	
	2. 角膜反射		
	3. 下顎反射		
	4. 前庭迷路反射		
	5. 頸反射		
	6. 立ち直り反射		
	7. 脊髄反射の抑制と促進		
C. 大脳皮質を中枢とする姿勢反射	1. 立ち直り反射		
	2. 踏み直り反射		
	3. 跳び直り反射		

反射という脳幹を中枢とする姿勢反射があります。その他、大脳皮質を中枢とする姿勢反射もあります。

またこの表で、脊髄反射が「脊髄節反射」と「長脊髄反射」とに分類されていることに注意してください。これは反射の神経回路が、前者では求心性入力が入った髄節と同一の髄節内にあり、後者では求心性入力が入った髄節の上方または下方の髄節におよぶものを言います。

脊髄反射については概要をすでにお話ししたので、この後、脳幹反射について説明することにします。

6 脳幹の運動機能

まず、自分が平らな床の上に直立している場面を想像してください。このような静止時、平衡（バランス）が乱れてふらついたりしても、重力に抗した直立位を維持できるのは、大部分、反射によってです。直立位においては、脳幹の前庭神経核と網様体からのインパルスが持続的に脊髄に下行し、伸筋、屈筋を収縮させて重力に抗した姿勢を保たせています。

そして外乱、つまり外力や床面の変化によって姿勢が崩れると、種々の反射が起こって姿勢の崩れを修正します。これらの**姿勢機能**の大部分は、前庭器官、頸部、視覚器、皮膚などからの感覚情報を基にして脳幹が行っています。

しかし、脳幹にのみ中枢をもつ反射はまれです。すでに述べましたが、脊髄には伸張反射、支持反射という姿勢反射の中枢があります。ですから、脳幹の働きの多くは、脊髄による四肢、体幹の個々の運動反射、姿勢反射を統合し、さらに上位中枢との関係のもとに、より合目的な**姿勢と運動の調節**を行うことにあると言えます。

前庭器官、頸部の受容器による感覚情報は、四肢筋に姿勢反射を起こすことによって頭の位置を修正します。しかし、それだけでは注視のずれを防ぐことができません。姿勢が変わると頭が動き、頭が動くと眼球の位置が変わるので、注視の対象が変わることになってしまいます。そのた

め、前庭、頸筋(けいきん)の受容器からの感覚情報は、頸筋と外眼筋(がいがんきん)(眼球の向きを変える筋肉)にも強い反射作用をおよぼして、頭の位置と眼球の位置を調節しています。

ここでは、脳幹を中枢とする体性(運動)反射を説明します。そのうち、頸反射、前庭迷路反射などの姿勢反射は「除脳(じょのう)」によって上位中枢の影響を除去すると明瞭になるので、まず除脳から説明を始めます(表7-1)。

● 脳幹の構造

5章ですでに述べましたので、ここでは省略することにします。

● 除脳動物の固縮

動物において、大脳を除去、もしくは脳幹部を特定部位で切断した動物を広義に「除脳動物」と言い、それぞれの脱落症状から除去脳あるいは切断面以上の中枢の機能、または切断面以下の中枢の機能の解析をします。切断部位により、間脳動物(大脳-間脳間)、中脳動物(間脳-中脳間)、延髄動物(中脳-延髄間)、脊髄動物(延髄-脊髄間)に分けられます。

中脳の四丘体(しきゅうたい)の高さ(上丘(じょうきゅう)と下丘(かきゅう))、あるいは橋の上縁で切断する手術を受けた動物は中脳動物ですが、このような動物では手術と同時にすべての伸張反射の亢進が起こり、刺激なしでも筋肉が収縮し続け、その結果、頸部と四肢を伸展し、背部をそらし、尾を上げる姿勢をとります。支えてやると動物は立つことができます。自発運動はあり

ません。このような状態を「除脳固縮」と言います。逆に、屈曲反射求心線維とIb線維が関与する屈曲反射はすべて消失します。これを除脳抑制と言います。

　除脳固縮は、伸張反射が広範に亢進したために起こります。その機序は、γ運動ニューロンの興奮性増大とα運動ニューロンの興奮性増大の2つです。

　脳内には伸張反射を促進したり、抑制したりする領域があることが分かっています。一般に、これらの部位は筋紡錘の感受性を増減することによって促進や抑制の働きをしています。そして、そのような促進／抑制領域の効果は最終的には網様体脊髄路を通してγ運動ニューロンの活動を調節しています。除脳を行うと、γ運動ニューロンに収束する促進性インパルス、抑制性インパルスのバランスが促進の方に傾く（脱抑制）ので、γ運動ニューロンのインパルス発射が増加し、伸張反射が亢進すると考えられています。この際、後根を切断して求心性入力を遮断すると、固縮は直ちに消失します。したがって、除脳動物で見られる固縮を「γ固縮」と言います。

　一方、前庭神経核（ダイテルス核）は伸張反射に対して促進的で、前庭脊髄路を通してα運動ニューロンに直接に促進的影響を与えるので、除脳固縮が起こるためには前庭神経核が健在であることが必要です。また、前庭脊髄路は介在ニューロンを介して屈筋運動ニューロンに対して抑制的に働いていますが、除脳によってこれに対する抑制が増強し、屈曲反射が消失します。

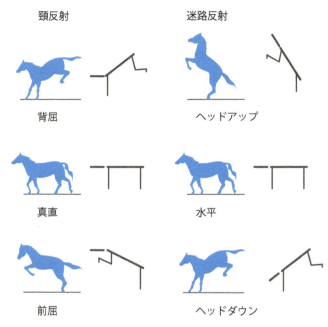

図 7-4　頸反射および前庭迷路反射による動物の姿勢
Robert, 1978

● 脳幹反射

ウマの種々の姿勢を示した図7-4を見ながら、脳幹反射を説明します。

①頸反射

　頭と頸の位置関係、つまり構えの変化（ねじれ）は、上部頸椎の関節、靱帯の受容器や、頸筋の筋紡錘によって感

覚され、この情報に基づいて四肢に姿勢反射が起こり、これを頸反射と呼びます。図7-4の上から下の順に、背屈、真直、前屈という構えの変化が起こった時、順に前肢伸展と後肢屈曲、前肢と後肢の伸展、そして前肢屈曲と後肢伸展、という姿勢変化が見られます。

また、除脳動物において、頭を固定して体幹をねじると固縮のパターンが変化して、頭と頸のねじれの方向に対応した特有なパターンの姿勢反射が起こります。

例えば、もし、頭を一側に向けると、その側の前肢と後肢が伸展し、反対側の肢は屈曲します。背屈すると前肢の伸展と後肢の屈曲が、前屈すると前肢の屈曲と後肢の伸展が起こります。前庭受容器の破壊後にもっとも明瞭になります。受容器からの情報が頸髄を介して延髄に至り、ここから四肢筋、体幹筋のα運動ニューロンとγ運動ニューロンに影響を与えると考えられています。

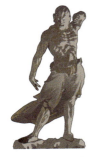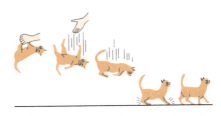

図 7-5　定慶の力士像における姿勢反射（左：福田, 1957）とネコの立ち直り反射（右：高木, 1975）

持続的な頸反射は病的な状態で見られますが、同じパターンの姿勢は、われわれの日常生活のさまざまな場面や動物の種々の運動に際して見られます（図7-5左）。

②前庭迷路反射
　除脳動物で四肢に起こる固縮のパターンは、図7-4に示すように動物の体位によっても異なります。これは、頭の位置の変化（傾き）を前庭器官の耳石器や半規管が感覚して、それを修復するための反応を起こすからで、これを前庭迷路反射（ぜんていめいろ）と呼びます。

　例えば、直線加速度と重力加速度は耳石器が検知することを6章でお話ししましたが、もし、動物を背臥位（はいがい）（あお向け）におくと全四肢の伸展は最大になり、腹臥位（うつぶせ）におくと固縮は最小になります。この姿勢が最適であることを自身で確認してください。また、頭が右に傾くと右の肢は伸展し、左の肢は屈曲します。頭が後に傾くと前肢の屈曲と後肢の伸展が起こります。

　このような前庭迷路反射は、頸反射を除去するために後根を切断するともっとも明瞭になります。動物の種々の姿勢にも前庭迷路反射が見られ、正常なヒトでは床面が傾くと身体の平衡と頭の位置を回復させる反射が起きます。

　つまり頭部に回転加速度が加わった時には半規管によって検知され、姿勢の崩れと頭位の変化を回復させる運動が反射性に起こります。同時に、眼球が水平に保たれます（図7-5左）。

　耳石器と半規管からの情報はいずれも前庭神経に伝えら

れ、ここから前庭脊髄路によって頸筋、体幹筋、四肢筋運動ニューロンに指令が行くことによりこれらの反射が起きます。

③前庭 - 眼反射

耳石器と半規管からの、頭の位置や直線加速度と回転加速度に関する情報によって外眼筋にも反射性運動が起きます。前庭受容器からの情報は前庭神経核に伝わり、そこから外眼筋運動ニューロンに収縮の指令が行き、反射が起きます。この反射によって、頭が動いても元の視線を保ち、網膜像のぶれを最小に抑えることができます。

④立ち直り反射

種差もありますが、ネコやイヌなどの中脳動物は、側臥位(そくがい)（横向きに寝る）にすると、まず頭を回転させ、ついで前足をつっぱって頭を水平位置に直し、最後に後足を正常位置に戻します。これを「立ち直り反射」と言います。正常動物でも、目隠しをし、背位にして高いところから落としてやると、まず頭を水平にし、からだを起こして、見事に四肢で着地する反射が見られます（図7-5右）。身体の重力方向に対する位置が、前庭、頸部、皮膚などの感覚により検知されて起こる反射です。中脳の上方までの脳幹を中枢とします。

7　小脳の運動機能

小脳は、脳幹の感覚系と運動系にまたがるように位置し

ていて、運動の状態に関する感覚情報と多くの運動性下行路の情報を統合することによって共同運動を巧く行わせる役割をしています。これらの機能は運動学習によって改善されることから、小脳は運動学習に関わると考えられています。ただし、小脳を破壊しても感覚の喪失は起こらないので、感覚については重要な役割は果たしていないと考えられています。

● 小脳の構造

　小脳の構造はたいへん複雑なので、ごく簡単に説明するのに留めます。

　小脳の表面には細かく横に走るしわがあり、このしわのおかげで、その重量が大脳の10%に過ぎないのに、表面積は約75%にもなっています。

　その断面構造から、表層の小脳皮質と深部の髄質に分けられ、髄質中に小脳核があります。

　小脳皮質は4層から成り、外側から、分子層、プルキンエ細胞層、顆粒層、白質と呼ばれます（図7-6）。プルキンエ細胞層には大型のプルキンエ細胞が1層に並んでいて、その樹状突起は分子層内に大きく広がっています。顆粒層には小型の顆粒細胞があり、その軸索は分子層内で平行線維となってプルキンエ細胞の樹状突起にシナプス結合をしています。小脳皮質には、他に、ゴルジ細胞、籠（バスケット）細胞、星状細胞の3種の細胞があります。これらの5種類の神経細胞のうち、興奮性の細胞は顆粒細胞だけで、他はいずれも抑制性です。

7章　運動機能

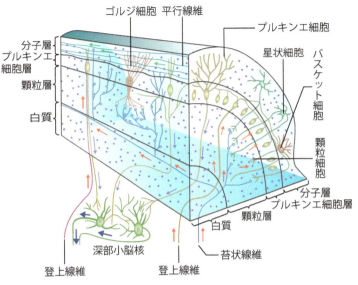

図 7-6　小脳皮質を構成する 4 層
F. ブルームほか著、中村克樹・久保田競監訳『新・脳の探検』

　小脳皮質への入力経路は 2 つあります。1 つは、脊髄、前庭神経核や橋核などから起こる苔状線維で、顆粒細胞に興奮性に入力します。顆粒細胞の軸索である平行線維は、プルキンエ細胞に興奮性シナプスを形成します。ゴルジ細胞、籠細胞、星状細胞は、苔状線維－顆粒細胞－平行線維－プルキンエ細胞と続く興奮性回路を抑制性に調節します。

　もう 1 つの小脳皮質への入力経路は、延髄の下オリーブ核から起こる登上線維で、プルキンエ細胞に興奮性シナプスを形成します。

199

小脳からの出力経路はプルキンエ細胞の軸索だけです。プルキンエ細胞は、小脳皮質に入った情報を最終的に統合して小脳核に送り、小脳核からは新皮質へ向かう経路と脳幹の諸核へ向かう経路に分かれます。ただし、後者には前庭核を経由しないものがあり、これは前庭迷路反射や前庭－眼反射(がんはんしゃ)に重要です。

🟢 随意運動の協調と姿勢の保持

　運動における小脳の主要な機能は、随意運動や姿勢の保持です。大脳新皮質連合野による随意運動の意図は橋核を介して小脳へ伝えられ、小脳はその指令に基づいて、新皮質や脳幹の興奮性を調節し、各部の骨格筋の活動を協調させ、運動が円滑に行われるようにします。具体的には「運動のプログラム」を作ります。

　さらに、運動中も、脊髄や脳幹からさまざまな感覚情報を受け、それをもとに時々刻々と運動を修正しています。特に前庭器官や固有受容器などからの情報は、からだの平衡や姿勢の保持に関与します。

🟢 小脳の運動学習機能

　小脳には、運動学習機能があります。読者の皆さんも、自転車の乗り方を習う時やゴルフやテニスなどを習う時、最初は動作もぎこちなく、しかもそれを意識して行わなければならないことを、経験からよくご存知と思います。しかし、何度も失敗を繰り返して練習を重ねていくうちに、円滑な動作を、特に意識しなくても自動的に行えるように

なります。このような「運動学習」には小脳の働きが必須です。

最初のうちは、ある動作と次の動作とのつながりがうまくいかず、個々の動作を意識して行います。また動作の正否を末梢(まっしょう)からのフィードバックによって常に確認し、誤差を修正します。感覚受容器から新皮質感覚野、さらに連合野へとフィードバックされるのを待って、それを参照しながら動作が行われるのです。しかし、練習を繰り返して上達するにつれて誤差が減り、小脳を含む神経回路の中に、一連の動作から成る運動のモデルが形成されます。そして、練習によってその運動モデルが小脳に記憶されるようになると、新皮質はこれを駆動するだけでよく、個々の動作にいちいち指令を出す必要がなくなります。末梢から新皮質へのフィードバックを待つことなく、小脳に形成されたモデルに沿って、迅速かつ円滑に行われるようになるのです。このような運動モデルを形成するのに、小脳皮質内の平行線維 – プルキンエ細胞シナプスに長期抑圧が重要であると考えられていますが、この詳細については省略します。

🟢 小脳失調症

小脳を全摘出すると、まず、筋の固縮、伸展反射の亢進、オピストトーヌス（反弓緊張(はんきゅうきんちょう)）など、小脳核、前庭核に対するプルキンエ細胞の抑制作用の消失による症状が現れます。やがて筋緊張はむしろ低下し、それとともに、複雑な運動が正しい順序、正しい大きさで組み合わされな

くなる「運動分解」、手や足が目標に届かなかったり、行き過ぎてしまう「推尺異常」、動作を起こそうとする時に震える「意図（企図）振戦」などの小脳失調症を呈するようになります。

8　大脳基底核の運動機能

　大脳基底核は大脳皮質と視床との間に位置していて、運動に関する皮質の広い領野から入力を受け、出力を視床に送ります。したがって、視床の大脳皮質に対する出力を介して再び大脳皮質、特に前頭葉に戻る、という大脳皮質‐大脳基底核ループ回路を形成しています。

● 大脳基底核の構造と神経回路

　大脳基底核あるいは単に基底核という言葉は、大脳半球の深部にある尾状核、被殻、淡蒼球、視床下核、黒質という5つの神経核の総称です（図7-7）。尾状核と被殻はあわせて線条体と呼ばれます。なお、淡蒼球は外節と内節に分かれ、黒質は緻密部と網様部に分かれます。また、被殻、淡蒼球をまとめてレンズ核と呼ぶこともあります。なお、レンズ核下部の無名質中に、やや大きいアセチルコリン神経細胞の集団があり、これも基底核（マイネルト基底核）と呼ばれています。アセチルコリン神経細胞の軸索は新皮質に広く投射しています。

　図7-8を見てください。大脳基底核の主な入力部は線条体であり、線条体は大脳皮質運動野からグルタミン酸作動性ニューロン（神経伝達物質がグルタミン酸（Glu）のニ

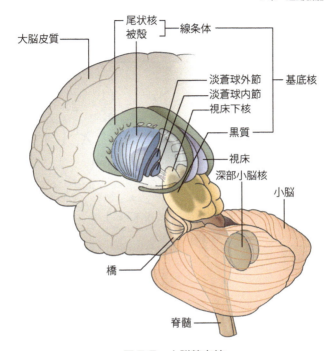

図 7-7　大脳基底核
F.ブルームほか著、中村克樹・久保田競監訳『新・脳の探検』

ューロン）による興奮性の入力を受けています。この入力は大脳基底核内の閉鎖回路を経て、最終的に淡蒼球内節部／黒質網様部からGABA（γ-アミノ酪酸）性の抑制性信号として視床-皮質路を介して視床（前腹側核（VA）、外側腹側核（VL）という核）に出力され、視床からは大脳皮質へとグルタミン酸作動性ニューロンによる興奮性の信号が送られます。

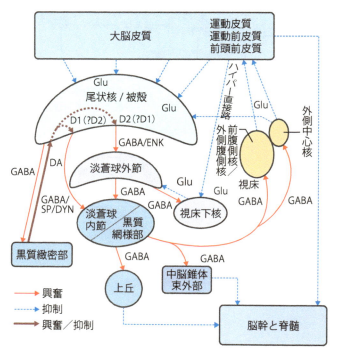

ENK：エンケファリン、SP：サブスタンス P、DYN：ダイノルフィン
GABA：γ-アミノ酪酸、Glu：グルタミン酸、DA：ドーパミン

図 7-8 興奮と抑制の伝達
F. ブルームほか著、中村克樹・久保田競監訳『新・脳の探検』

　もう少し詳しく言うと、大脳基底核の内部には、直接路、間接路と呼ばれる２つの経路があります。大脳皮質からの「運動」の指令は、これらの経路を通って出力部である淡蒼球内節部／黒質網様部に、それぞれGABA作動性ニューロン（神経伝達物質がGABAのニューロン）による抑制性の信号、グルタミン酸作動性ニューロンによる興奮性

の信号として伝えられ、運動制御のための出力が行われると考えられています。

なお、もう1つ、大脳皮質から大脳基底核内の視床下核に直接に至るハイパー直接路（皮質 - 視床下核路）と呼ばれるグルタミン酸作動性ニューロンによる興奮性の信号を送る経路のあることも知られています。

大脳皮質としては、このあと述べる一次運動野、補足運動野、運動前野などが想定されています。

以上が基本的な運動のための神経回路ですが、修飾部である黒質網様部のドーパミン作動性ニューロン（神経伝達物質がドーパミン（DA）のニューロン）が線条体に投射していて、直接路に対してはD_1という受容体を介して興奮性に、間接路に対してはD_2受容体を介して抑制性に作用すると言われています。ドーパミン作動性ニューロンの存在は後に述べるパーキンソン病において特に重要です。

🟢 大脳基底核の機能

大脳基底核は、このような神経回路を基に、意志的な行動の実行のための背景を形づくる姿勢と運動調節に役割を果たしています。具体的には、大脳皮質で作られた運動の意図にしたがって、特に運動がスムーズに行われるような補助調節です。小脳とともに大脳皮質の活動を制御しています。

さらに、大脳皮質からの入力によって線条体のニューロンが興奮すると、直接路を介して淡蒼球内節部／黒質緻密部ニューロンの活動の脱抑制が起こり、視床やその先の大

脳皮質のニューロンが興奮して、必要な運動が起こるとされています。また、間接路においては、淡蒼球外節部 - 視床下核路はGABA作動性の抑制性の投射、視床下核 - 淡蒼球内節部／黒質緻密部路はグルタミン作動性の興奮性の投射であることから、直接路とは逆に、不必要な運動を抑制することになると考えられています。こうした機序によって、大脳基底核は、必要な運動のみを、必要なタイミングで選択的に発現させるのに役立っていると想像されています。

● 大脳基底核の障害による運動失調

大脳基底核が障害を受けると、運動と筋の緊張にさまざまな障害が生じます。これらは、臨床的には「錐体外路症候群」と呼ばれる症状を示します。

ところが、「錐体外路」という経路は解剖学的には存在しないので、生理学では用いられない言葉です。

それは、すでに話ししたように、大脳基底核による運動制御のための情報は、視床を介して大脳皮質に戻ってから、後述する錐体路を通して行われるからです。

さて、大脳基底核疾患の病態や症状はさまざまですが、運動の多寡によって、運動の開始や遂行が困難になる運動減少を特徴とする症候群と、不随意運動（本人の意思に関わりなく起こる異常な運動）をともなう運動亢進を特徴とする症候群に大別されます。また、筋緊張の異常を考え合わせると、運動減少疾患であるパーキンソン病と、運動亢進疾患であるハンチントン病、バリスムス、アテトーゼ、

ジストニーの2つのグループに分けられます。

①パーキンソン病
　パーキンソン病はジェイムス・パーキンソンによって1817年に報告され、この病名がつきました。運動減少症と運動亢進症の両面が症状として見られます。
　筋の固縮と振戦が認められ、運動減少を伴い、無動症をきたします。運動の開始も遅延し、運動の減少は顔筋にも起こり、表情が乏しくなり、仮面様顔貌となります。振戦は、拮抗筋同士が交互に収縮するために体の一部が律動的に揺れる現象です。
　黒質緻密部のドーパミン作動性ニューロンの変性がこの病気の原因であることが1960年代に明らかにされましたが、このニューロンや受容体は正常なヒトの大脳基底核でも年齢とともに減少していき、60〜80%のドーパミン作動性黒質線条体ニューロンが変性すると発症するとされています。
　上述したように、黒質から線条体へのドーパミン投射は興奮と抑制という2つの作用を示しますが、詳細な機序はこの本の範囲を超えるので述べません。全体として視床に対して抑制性出力が増えるためとされています。

②ハンチントン病、バリスムス、アテトーゼ、ジストニー
　ハンチントン病は筋緊張が低下し、不規則な、素早い、奇妙な、目的のない不随意運動が四肢や顔面に見られます。線条体に病変があります。バリスムスでも筋緊張が低

下し、四肢の付け根から投げ出すような、絶え間ない、早くて激しい大きな、同じ行為を長時間繰り返す運動が多く見られます。視床下核の病変が多いとされます。

アテトーゼは、筋緊張は正常ですが、主に四肢末梢に手指をくねらせるようなゆっくりした動きが出現します。出産障害に起因することが多い脳性麻痺によく見られます。

ジストニーは、運動亢進疾患の中でも筋緊張がある疾患です。体幹、頸部、四肢がゆっくりと捻転する運動で、アテトーゼとの区別が難しいですが、筋収縮がより長く持続的で、体幹が主として冒される傾向があります。

9 新皮質運動野の運動機能

本章の運動機能を話し始めるにあたって、脊髄と脳幹の運動神経細胞には、(1)脊髄、(2)脳幹、(3)小脳と大脳基底核、そして(4)大脳新皮質運動野、という4つのレベルから、直接、間接に入力が送り込まれるということをお話ししました。これまでに、3番目のレベルまでが終わり、いよいよ最高レベルの新皮質運動野に入ります。

まず、運動機能に関係する大脳新皮質部分は運動野と呼ばれます。新皮質にはこの運動野の他に感覚野、連合野があり、これら3つの領域を含めた一般的な新皮質の構造と機能については、8章の3.新皮質の構造と神経連絡の節で説明しますので、それも参照してください。

新皮質運動野の構造と機能区分

この部分は、特に8章の図8-6、8-7、表8-1を参照してく

ださい。

　まず運動野の最たる特徴は、この部位の電気刺激によって骨格筋が収縮することです。中心前回とこれに続く中心傍小葉前部の一次運動野（ブロードマン地図の４野）、そのすぐ前の運動前野（６野）、および正中裂の内側面にある二次運動野（補足運動野、６野）は電気刺激によって筋肉収縮を起こすので、これらの領域が運動野です。これらの新皮質領域は顆粒細胞を欠く無顆粒皮質と言われますが、３層と５層の錐体細胞層の発達が極めて良く、特に一次運動野には大錐体細胞（ベッツの細胞、直径50〜100μm）があります。

　電気刺激実験の結果、体のいろいろな部位の骨格筋は一次運動野（４野）内に一定の対応部位をもっていることが分かりました。これを皮質再現と言います。下肢、体幹、上肢、頭部が、この順に中心前回の内側から外側にかけて再現されていて、このことは「体部位局在」、あるいは体部位再現と言います（図6-19参照）。また、顔面は両側に再現されますが、その他の部位は一方の反対側の運動野に再現されています。身体の各部位の皮質再現の広さは身体各部位の広さには比例せず、巧妙な運動に使われる時の精巧さに比例しています。言語と手の運動に使われる筋を支配する領域は特に広くなっています。このような関係は、６章で述べた感覚野とも似たものであることを確認してください。なお、補足運動野にも体部位局在があります。

● 新皮質運動野の神経連絡

　求心性入力は、視床（前腹側核（VA）と外側腹側核（VL））からの視床-皮質路線維や、連合線維、脳梁線維によって、4層が受けます。

　遠心性出力は、4野と6野、それ以外にも3、2、1、5野などのV層深部にある大／中錐体細胞から発する長い神経線維が作る皮質脊髄路を介して行われます。これらは、内包、大脳脚を通り、橋核の間を抜けて延髄の腹側で、正中線の両側において、「錐体」と呼ばれる隆起を作ります。このことから皮質脊髄路は「錐体路」とも呼ばれます。

　延髄から脊髄に入る時、75～90％の線維は正中を越え（錐体交叉）、反対側の脊髄の側索を下行する外側皮質脊髄路となりますが、この交叉のため、大脳の新皮質は、反対側の体の動きを制御することになります。交叉しなかった残りは脊髄の前面正中よりを前皮質脊髄路として下行します（図7-9）。

　外側皮質脊髄路の線維は、目的の高さの脊髄の灰白質に入り、直接に脊髄前角の運動神経細胞とシナプスを作ります。錐体路は大脳新皮質の発生と共に哺乳類になってはじめて現れた運動路と言われています。このような単シナプス結合の発達のおかげで、ヒトは四肢などの遠位部の巧妙な運動が可能になりました。前皮質脊髄路の線維は両側性に終わるので、これは四肢の近位部や体幹の運動を可能にします。

7章　運動機能

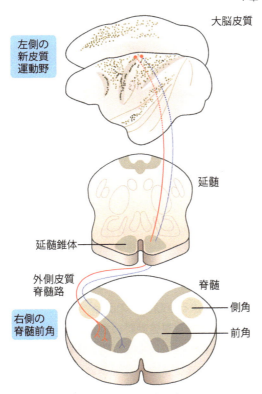

図 7-9　錐体交叉
錐体路の下行経路と反対側の脊髄の運動ニューロンを制御
するように錐体路が交叉しているようすを描いた模式図
F.ブルームほか著、中村克樹・久保田競監訳『新・脳の探検』

　皮質脊髄路以外に、皮質からは、脳幹や赤核を経由して脊髄に至る線維もありますが、ここでは省略します。

211

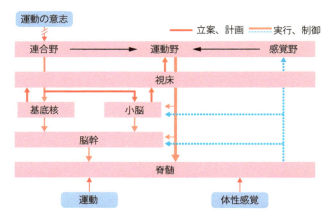

図7-10 随意運動の立案、実行と制御を行う経路
Allen and Tsukahara, 1974

● 新皮質運動野による運動機能の調節
①随意運動における新皮質運動野の役割

随意運動の機序については全貌が明らかになったわけではありませんが、さまざまな研究を基にした図7-10のような経路が想定されています。この想定は、アレンと塚原（1974）によって成されたものです。塚原仲晃博士は1985年の日航事故で惜しくも亡くなった研究者です。

この想定によれば、運動の意志はおそらく新皮質前頭連合野（表8-1参照）で形成され、小脳と基底核へ伝えられ、ここで運動の計画やプログラムがたてられます。これは、視床を介して運動野に戻され、ここから脊髄運動ニューロンに対する運動指令が出されます。同時にこの情報は

小脳にも伝えられて、末梢からのフィードバック信号とともに運動の遂行を制御します。運動のプログラミングには補足運動野も関係すると考えられています。

②熟練運動における新皮質運動野の役割

この後、記憶についての話のなかで、手続き記憶というものが出て来ます。新しい運動技術を獲得したり、その熟練した運動を遂行することに関係しています。自転車の乗り方を覚えると一生忘れませんが、そういう体の記憶という分類に入ります。この新しい運動技術の習得に新皮質が関与するかどうかですが、初期の運動遂行には一次運動野、一次感覚野、前頭前野、頭頂野、感覚連合野、補足運動野、運動前野、視床核などたくさんの領野が関わりますが、習得してしまった運動の遂行時には、新皮質の多くの領野の活動は低下し、一次運動野のみが小脳と線条体とともに活動するとされています。一次運動野の錐体細胞は、先にお話ししたように、脊髄へ直達する軸策を通して骨格筋の収縮をはかるので、必須です。

③皮質脊髄路（錐体路）切断の効果

新皮質の運動野の破壊あるいは延髄レベルで一側の錐体路を切断すると、反対側の支配筋の「弛緩性麻痺」が起こります。これは皮質脊髄路の大部分が交叉性であるためです。麻痺は特に遠位筋に著明で、指先の微細な運動は回復しません。このような皮質脊髄路の障害の効果は、ヒトの疾患では、出力線維が多く通る内包の脳出血でよく見られ

ますが、脳幹レベルの障害でも見られます。その他、筋緊張の低下、皮膚反射、腱反射の消失が起こります。

　少し時間がたつと、「バビンスキー反射」が出現します。これは異常足底伸展反射とも言われ、足底の外側を引っ掻いた時に、拇指の背屈（足の甲の側に拇指が向くこと）と他の足指の間が開く反応で、赤ちゃんでは普通に起こります。しかし大人になると、この反射を抑制する機構が皮質脊髄路にできあがるため、足底への刺激ではバビンスキー反射は起きず、全ての足指の屈曲反射を起こします。また、皮膚反射は消失したままですが、腱反射は麻痺している筋では増強し、痙縮を起こし、「痙性麻痺」と言われる状態になります。これは錐体路の損傷だけでなく、他の運動調節部位の損傷によって伸張反射の亢進が起こったためとされています。

8章 大脳皮質の高次機能

　中枢神経系を成す脳と脊髄は神経管から発生し、これが分化/発達してできあがることを、述べました（5章）。3章で登場した時実利彦先生の言葉を再び借りれば、このような中枢神経系のなかで、脊髄や菱脳/中脳から成る脳幹脊髄系は「生きている」ことに関係する領域です。これは、静的な、精神を伴わない生命現象を基盤としている反射活動と調節活動を統合しています。

　これに対し、前脳から成る大脳皮質系は、「生きていく」ための領域である、と時実先生は明言しています。われわれヒトは、脳幹脊髄系の静的な基盤のうえに、動的な、精神を伴った生命活動を行っているのだと言います。「生きていく」生命活動には、本能的に逞しく生きていく生きかたと、経験的、学習的に生きていく生きかた、そして目標を設定して価値的によりよく生きていく生きかたとがあります。これらは、新皮質系による適応行動、創造行動と、大脳辺縁系による本能行動によって具現されるのです。

　本章では、まず第一に、「生きていく」ために必要な大脳皮質の活動レベルの維持機構としての睡眠-覚醒について、第二に、大脳皮質が関わる感覚の知覚、認知、思考、言語、記憶、本能、情動などを高次機能としてまとめ、お話しすることにします。

1 大脳皮質と視床、そして脳幹網様体

この節は、大脳皮質の活動レベルということを理解するためのものです。正常なヒトの脳の前額断面図の図8-1を参照しながら、読んでください。

大脳皮質

大脳皮質は前脳胞から発達する終脳(しゅうのう)（大脳）からできます。ヒト成人では終脳は大脳と呼ばれ、半球として左右2つに分かれ、それぞれの中に側脳室があります。

大脳の切断面では、神経細胞の集まる場所は灰色に見えるので灰白質、有髄線維の集まる場所は白色に見えるので白質（大脳髄質(ずいしつ)）と呼ばれます。

白質部は、同側の大脳半球の種々の皮質部を結合する連

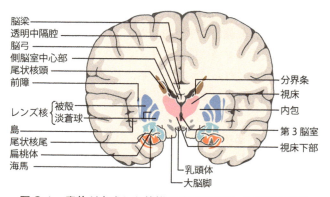

図 8-1 癒着が完成した状態の終脳と間脳（前額断面図）
原一之『人体スペシャル 脳の地図帳』

合線維、左右の大脳半球の皮質部を結合する前交連、脳弓交連、脳梁、そして大脳皮質を下位脳部および脊髄と結合する脳弓、内包と呼ばれる投射線維から成ります。白質部には、また、灰白質の大脳基底核があります。嗅球を含む嗅脳も大脳に含まれます。

　大脳皮質は終脳のうち、最も古く発生した古脳と、最も新しい新脳に分けられます。ただし、古脳は嗅脳で層構造がないにもかかわらず、古皮質と誤って呼ばれてしまっています。新脳は発生順に、原皮質、中間皮質、新皮質に区分されます。高等動物になるほど新皮質の発達が著しくなっていて、古皮質と原皮質と中間皮質は脳の内部に押しやられています。なお、原皮質と中間皮質は、脳室の辺縁部にあって間脳をぐるりと取り巻く大脳皮質、という意味で辺縁皮質（辺縁葉、あるいは辺縁系）と呼ばれています。辺縁皮質のうち、終板傍回、脳梁灰白層、小帯回と海馬体（広義の海馬：海馬の歯状回と海馬台）が原皮質に相当し、梁下野と梨状葉が中間皮質に相当します。

🟢 視床

　大脳皮質と同じく前脳胞から発達する間脳からできます。間脳は背側と腹側に分類され、背側間脳は視床上部と背側視床、腹側間脳は腹側視床と視床下部という灰白質から成ります。このうち、背側視床が最大で、一般に視床と言う時は背側視床を意味します。背側視床には多数の神経核があり、これらは大脳皮質に投射するすべての情報を中継しています。

脳幹網様体

発生学的に古く、細網構造を成す網様体が脳幹の延髄と中脳の正中側部にあり、脳幹網様体とも言います。基本的に異なる機能をもつ多くの神経集団と神経線維から成ります。例えば、この領域は、後でも述べますが、アミン作動性、コリン作動性ニューロンの細胞体や神経線維を含んでいますし、循環や呼吸の調節に関係する多くの領域もあります。網様体のいくつかの下行性線維は脊髄での感覚や運動経路を抑制します。しかし一方、大脳全体を活性化（賦活）させる上行性線維を出していることも分かっています。そのため、上行性脳幹網様体賦活系と呼ばれるようになっていましたが、数十年間、その本態は明瞭ではありませんでした。

上行性脳幹網様体賦活系

近年の解剖学的、神経生理学的研究によって、上行性脳幹網様体賦活系（図8-2）は、中脳尾側から橋吻側にかけて分布し、青斑核のノルアドレナリン分泌細胞、背側縫線核のセロトニン分泌細胞、外背側被蓋核とその吻外側部の脚橋被蓋核のアセチルコリン分泌細胞などから構成されていること、これらのニューロン群は、視床や前脳基底部に、あるいは直接に大脳皮質に投射線維を送っていること、1つのニューロンがかなり広い領域に線維を送るので、汎性投射系と言われることなどが改めて確認されました。このシステムの本態は、言ってみれば、これまで脳幹

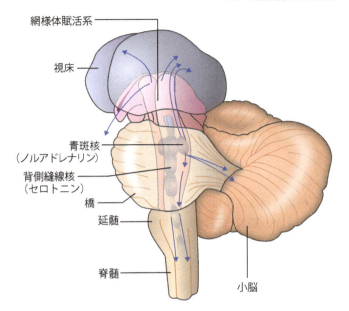

図 8-2　脳幹網様体賦活系とノルアドレナリン／セロトニン神経
F. ブルームほか著、中村克樹・久保田競監訳『新・脳の探検』

部に見いだされてきていたさまざまなニューロン群の総括とも言えるのでしょう。

　さまざまの神経伝達物質を分泌するニューロンのうち、ノルアドレナリンニューロンは上位中枢の興奮を引き起こし、覚醒レベルを上げる作用があり、アセチルコリンニューロンは新奇の刺激に対して、一時的に脳の興奮性を上昇させる作用があるとされています。これら2種のニューロンは、以下に述べる睡眠の発現／維持に関与する覚醒系を

成す、と見なされています。またセロトニンニューロンも覚醒に何らかの関与をしていることが、近年明らかにされてきました。

なお、後部視床下部の結節乳頭核(けつせつにゅうとうかく)にあるヒスタミン分泌細胞、外側視床下部にあるオレキシン分泌細胞は厳密な定義からは脳幹網様体からはずれますが、覚醒の調節に重要な役割を果たすとして、覚醒系に入れられています。

● 前脳基底部 – 皮質系という賦活系

脳幹網様体賦活系は視床を介して大脳皮質を賦活する神経路ですが、脳幹網様体から視床を介さないで大脳皮質を賦活する神経路があり、これがもう1つの覚醒系として働いていることが明らかになっています。

前脳基底部は、視床下部の前方外側の脳底部に広がり、マイネルト基底核、無名質(むめいしつ)を含む領域で、アセチルコリン分泌細胞が多数あります。この細胞の軸索は広範に大脳皮質や海馬に投射していて、この細胞が興奮することにより、脳波を覚醒時のパターンにします。

大脳皮質におけるアセチルコリンの放出は、動物が何かに注意を向けている時や、目的指向性の行動をする時、学習行動をしている時に増加しますので、前脳基底核のアセチルコリン細胞は、大脳皮質の活性化に加え、注意や記憶形成にも関係していると考えられています。なお、あらためて後述しますが、アルツハイマー病や老化によってこの領域のアセチルコリン細胞が減少することが知られています。

2　大脳皮質の活動レベル、覚醒と睡眠

「意識がある」とか、「意識がない」とかの表現はよく使われますが、意識の定義というものはかなりあいまいであることにお気づきですか？　でも、意識レベルと言う場合には、覚醒と睡眠という2つの生理現象に、明らかに異なる2つのレベルを区別することができます。つまり、覚醒期は意識レベルが高く、睡眠期は意識がないか、低下しています。したがって、意識レベルの高低を覚醒と睡眠で表現することになります。

意識レベルの高低は、ヒトや動物の観察のみならず、脳波を記録するとはっきりします。覚醒状態でも、何かに注意を集中したり、計算をしている時（興奮）と目を閉じて無念無想になっている時（安静）とでは脳波の波形が異なっています。また、睡眠と言っても、浅いものから深いものまでいくつかの段階に分けられます。このように覚醒と睡眠という2つの意識レベルは、脳波によってさらにいくつかの意識レベルに区別することが可能になります。

🟢 脳波

大脳皮質からの自発性の電気活動を頭皮上から導出し、増幅記録したものを脳波、あるいは脳電図（EEG）と言います（図9-3）。脳波は、大きく、正常脳波と異常脳波に分けられます。

①正常脳波

　ヒトの正常な脳波は、その周波数から、4つに分類されますが、年齢や、覚醒－睡眠レベルによって優勢に出現する波が大きく変動します。

　α（アルファ）波は、成人の脳波の代表的成分（基礎律動）をなし、閉眼して精神的にも安静状態にあると現れる20～70μVの規則正しい波です。精神作業、注意集中、精神興奮、感覚刺激などによってα波は消失します。このことをα阻止（α-blocking）と言います。β（ベータ）波は、α阻止の時に前頭部に目立つ20μVくらいの比較的不規則な波です。β波は、目覚めた状態と関係しているので、β波が出現することを覚醒反応と言います。θ（シータ）波は、50μVくらいの規則正しい低振幅徐波（slow wave：α波よりさらに周波数が低い）で、新生児や幼児の基礎律動です。δ（デルタ）波は、正常成人では100μVぐらいの高振幅で睡眠時に出現します。

②異常脳波

　正常には見られない波形の脳波、および波形が正常でも異常に出現する場合、両者をあわせて異常脳波と言い、臨床上重要です。安静閉眼時に異常所見が認められなくても、睡眠、過呼吸、痙攣剤、強い閃光刺激によって、潜在性あるいは微弱な異常脳波を明らかにすることができます。これを賦活と言います。正常に見られない波形としては、棘波（スパイク：持続時間が20～70msの棘のように

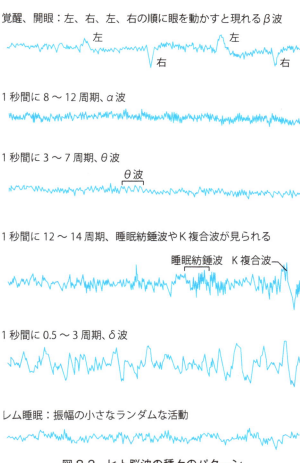

図 8-3　ヒト脳波の種々のパターン
上段から下段に進むにつれ、覚醒から睡眠に進行する
F. ブルームほか著、中村克樹・久保田競監訳『新・脳の探検』

尖った波)、鋭波、徐波、棘徐波結合などがあります。

● ノンレム睡眠とレム睡眠

睡眠段階を脳波像だけでなく、眼球運動、筋電図などを組み合わせたポリグラフ所見に基づいて判定すると、急速な眼球運動 (rapid eye movement) が見られるレム睡眠 (REM睡眠) とノンレム睡眠 (NREM睡眠) の2つの種類に分けられます。

ノンレム睡眠は徐波睡眠 (slow wave sleep) とも呼ばれ、入眠直後の低振幅徐波 (4～7サイクルのθ波) から高振幅徐波 (0.5～3.5サイクルのδ波) に変化します。このため、睡眠の深さにより、ステージ1 (浅眠期、軽睡眠初期)、ステージ2 (軽睡眠期)、ステージ3 (中等度睡眠期)、ステージ4 (深睡眠期) の4つの段階に分けられます。ステージ3とステージ4はより深い睡眠状態に当たり、脳波上、同期化した徐波を特徴とします。

レム睡眠は、高振幅徐波の徐波睡眠に引き続いて現れる比較的低振幅な速波 (14～30サイクルのβ波) と急速眼球運動によって判別されます。β波は覚醒時に見られる特徴的な波形です。この時期には、閉じている眼瞼 (まぶた) の下で、眼球がゆっくり回転するような運動や左右に急速に動くような運動が起こっています。しかし、脳波上は覚醒時と区別が困難な波形を示していますので、逆説睡眠とも呼ばれます。脳波上でレム睡眠に入っているヒトが覚醒させられると、たいていの場合、「いま夢を見ていた」と答えます。徐波睡眠時に起こされてもそのようなことはあ

8章　大脳皮質の高次機能

りません。ですから、レム睡眠は、夢を見ることと密接な関係があると考えられています。

🟢 睡眠中の生理機能

睡眠中には、急速眼球運動のほか、種々の生理機能の変化があります。図8-4を見てください。特に自律神経機能では、徐波睡眠期に心拍数の減少、血圧低下が起こりますが、レム睡眠期にはいずれも大きく変動します。呼吸数も徐波睡眠期に減少しますが、レム睡眠期には速い呼吸と無呼吸を繰り返します。また、男性では、レム睡眠期に陰茎の勃起が起こります。これは夜間睡眠時勃起と呼ばれ、朝、目覚めた時に、その夜の勃起に気づきます。これは通称、「朝立ち」と言われる生理現象です。その他、骨格筋の活動にも変化があり、徐波睡眠期に入ると活動が減少し始め、レム睡眠期に入ると完全に消失します。姿勢維持に関与する筋の緊張が急速に落ちると頭をガクンと垂れるような動きが起きます。

🟢 睡眠のリズム
①サーカディアンリズム

睡眠にはサーカディアンリズムとウルトラディアンリズムが見られます。

成人では、睡眠の1回の持続時間（睡眠時間）は約7時間で、1日1回、一定の時刻（夜間）に起こります。ということは、睡眠というのは1日を周期として起こっているということです。このようなリズムを日周リズムと呼びま

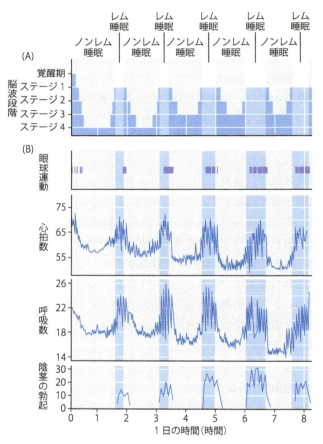

図 8-4 ノンレム睡眠およびレム睡眠における生理的変化
田中富久子『女の老い・男の老い』

す。ただ、もう少し正確に言うと、おおよそ1日（平均24時間）の周期なので、概日リズム（サーカディアンリズ

ム）とも呼びます。この概日リズムは、主として、視床下部の視交叉上核にある生物時計によって駆動されています。生物時計は本来は25時間周期で働く性質をもっているのですが、毎日、朝の太陽の光によってリセットされ、正確な24時間の周期をもつようになるのです。

②ウルトラディアンリズム

新生児では睡眠の発現はサーカディアンリズムではなく、2〜3時間の周期で発現するリズムを示しますが、このような周期はウルトラディアンリズムと言います。

また、成人の夜間睡眠においてもウルトラディアンリズムが見られます。徐波睡眠とそれに続くレム睡眠は併せて平均90分くらいで1サイクルを作りますが、この時間の長さもウルトラディアン周期です。結局、一晩の睡眠中で4〜6サイクルが出現します。これは図8-4でも明らかに見られることです。

睡眠中枢と睡眠物質

睡眠発現に役割をもつ脳部位を探すさまざまな研究から、視索前野（POA）という領域が徐波睡眠を起こす、つまり睡眠中枢であることが明らかにされました。POAは視床下部の前部で、特にその腹外側部（VLPO）には徐波睡眠中に神経活動が上昇するSニューロンと呼ばれるニューロンがあることが分かっています。

一方、睡眠を誘発させる脳内物質の存在についても研究が進み、約30種類の物質が同定されてきましたが、その中

でもプロスタグランジン（PG）D_2とアデノシンが内因性睡眠誘発物質の最も有力な候補と言われています。

PGはさまざまな生理活性をもつ一群の脂肪酸で、PGD_2はアラキドン酸からL-PGDSという合成酵素によって作られる5種の中の1つです。PGD_2の受容体には、DP_1とDP_2の2種類がありますが、睡眠に関係するのはDP_1の方です。中枢神経系では、L-PGDSは、脳を包むくも膜、脳室内で脳脊髄液の産生を行う脈絡叢、そして脳実質の主に白質のオリゴデンドログリアに存在します。DP_1受容体は脳実質にはわずかにしか存在せず、前脳基底部の視交叉の前部から視床下部に至る領域の脳底部のくも膜に局在します。

そのほか、アデノシンは興奮性の神経伝達物質であるアセチルコリンやグルタミン酸の遊離を抑制して脳活動を抑制します。つまり、睡眠物質として働くことが明らかにされています。

● 睡眠誘発のメカニズム

これまで明らかにされている睡眠調節のメカニズムは図8-5のようにまとめられています。

脳脊髄液に分泌されたPGD_2は睡眠物質として脳脊髄液中を循環します。そして、PGD_2は視交叉から視床下部後部に至る脳底部のくも膜に局在するDP_1受容体を刺激して、局所のくも膜下腔のアデノシン濃度を上昇させます。アデノシンは第2の睡眠物質として脳実質に拡散し、A_1受容体を介してアセチルコリン系やヒスタミン系の覚醒物

8章 大脳皮質の高次機能

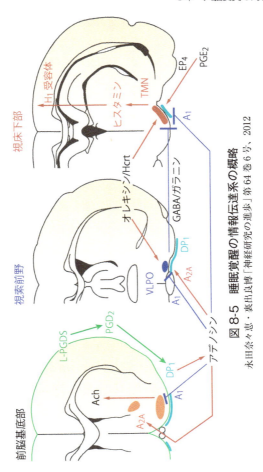

図 8-5 睡眠覚醒の情報伝達系の概略
永田奈々恵・裏出良博「神経研究の進歩」第64巻6号、2012

質を抑制し、同時にA_{2A}受容体を介して視床下部前部の睡眠中枢（VLPO）を活性化する、というモデルが想定されています。なお図8-5右には、PGD_2の構造異性体であるPGE_2がTMN（結節乳頭核）のヒスタミン神経に発言するEP_4受容体を介してヒスタミン神経を活性化し、覚醒を誘発するメカニズムも示されています。

3 新皮質の構造と神経連絡

層構造

新皮質の灰白質では、神経細胞が密にある層と、主として軸索から成る層とが交互に入れ替わっていて、切断面が層状に見えます（図8-6）。典型的な皮質では、神経細胞の形と配列から6層が区別できます。新皮質は発生の途中で少なくとも一度は6層形成を示し、同種皮質（等皮質）と呼ばれますが、連合野のように6層形成がそのまま残る皮質部分（同型皮質）と、感覚野や運動野のように二次的に変化して6層形成が不明瞭になる部分（異型皮質）とがあります。旧皮質と古皮質は、発生のどの時期にも典型的な6層形成を示さず、異種皮質（異皮質）と呼ばれます。

神経細胞の種類

神経細胞は大別して、錐体細胞、星状細胞（顆粒細胞）、紡錘細胞の3種があります。錐体細胞は皮質の特徴的な細胞で、皮質表面に向かう1本の尖端樹状突起は表層の1層まで伸び、細胞体から出る多数の基底樹状突起は細胞体と同じ層内で枝を広げています。顆粒細胞と紡錘細胞は細

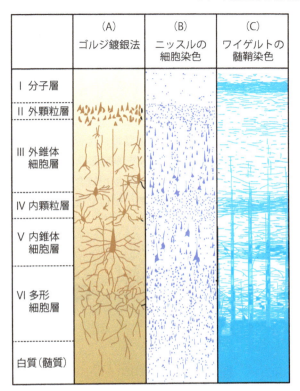

図 8-6 新皮質の層構造
原一之『人体スペシャル 脳の地図帳』

胞体から四方に樹状突起を伸ばしています（図8-6(A)）。

● ブロードマンの地図（皮質分野）

　同種皮質ではその基本構造は同じですが、神経細胞の種類、配列、密度と髄鞘線維のパターンにかなりの変化が

あります。ブロードマンはこれを基に大脳皮質を52の領野に区別し、数字でその部位を表しました（図8-7）。これらの皮質分野は、後に述べるように機能の局在と密接な関係があります。

● **機能局在、特に連合野**

　新皮質は機能的に感覚野、運動野、連合野に分類されます（表8-1）。運動野は筋肉活動を調節し、感覚野は感覚性インパルスを処理し、連合野は高度な統合作用や創造作用に関与します。感覚野と運動野については、それぞれ6章と7章で述べました。

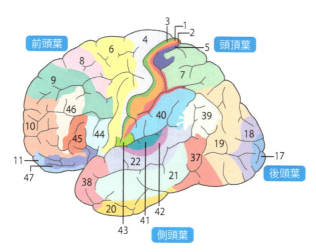

図8-7　ブロードマンによる新皮質の細胞構築分類
　　　（大脳皮質の機能地図）
Brodmann, 1909

8章 大脳皮質の高次機能

	回、溝の名称	ブロードマン分野	機能局在
前頭葉	中心前回 中心前回頭方 さらに頭方	4野 6野 8、9、10、11野	運動野(体部位局在) 運動前野(運動の統合) 前頭前野(前頭連合野) 特に8野：前頭眼野(眼球運動)
	下前頭回 下面後部	44、45野 47野	運動性言語野(ブローカの運動性言語中枢) 自律神経中枢 辺縁系
頭頂葉	中心後回 中心前・後回融合部 弁蓋部 上頭頂小葉 下頭頂小葉	3、1、2野 43野 5、7野 39、40野	感覚野(体部位局在) 味覚野 感覚性連合野 頭頂連合野
後頭葉	鳥距溝の背側の回 さらに背腹の接する回	17野 18、19野	視覚野 視覚性連合野
側頭葉	横側頭回 横側頭回 上側頭回、角回 海馬傍回鉤付近	41野 42野 22、39野 28野	聴覚野 (上側頭回の弁蓋部に位置) 聴覚性連合野 聴覚性言語野(ウェルニッケの感覚性言語中枢) 嗅覚野

表8-1 各葉のおもな回と機能の局在

原一之『人体スペシャル 脳の地図帳』

連合野は、ヒトでは非常によく発達していて、感覚野と運動野以外はすべて連合野です。感覚野や運動野、さらに背側視床の連合核との線維連絡を豊富にもっています。中心溝（前方の4野と後方の3、1、2野を分ける）を境に、大きく前連合野と後連合野に二分できます（図8-8）。機能的に、前者は外界に向かって行動することと、それに関連した高次機能に関わり、前頭眼野（8野）、残りの前頭前野（9、10、11野）、言語野（44野、45野）を含みます。後者は、外界からの情報を処理することと、そ

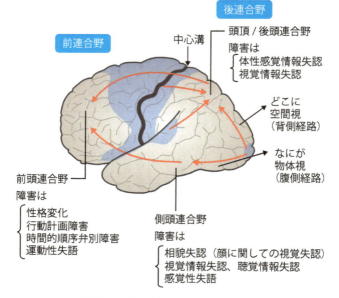

図8-8　前連合野と後連合野の関係
貴邑冨久子、根来英雄『シンプル生理学　改訂第6版』p90, 2008,
南江堂より許諾を得て転載. 一部改変

れに関連した高次機能に関わり、側頭連合野（18、19、37、20、21、42野）、頭頂連合野（5、7野）、後言語野（22野尾側部、39、40野）を含みます。

新皮質の神経連絡

　新皮質外からの求心性入力は、主に視床、特に背側視床から受けます。感覚情報を中継する神経核や大脳基底核と小脳からの運動調節に関する神経核は視床特殊中継核と呼ばれ、ここからの求心性線維は特殊視床投射系と呼ばれます。また、脳幹網様体を経た感覚情報を中継する神経核は視床非特殊核と呼ばれ、ここからの求心性線維は非特殊視床投射系と呼ばれます。脳幹の諸核からモノアミン作動性神経による入力、前脳基底部無名質の中のマイネルト基底核からアセチルコリン性神経による入力もあります。

　遠心性出力は、主に5層の錐体細胞の軸索線維を介して、脳幹、脊髄、線条体、視床髄板内核などへ行われます。また、特に新皮質連合野は、嗅内野皮質を介して海馬体の歯状回に連絡する神経路をもつことが近年明らかにされています。この回路は、この後で述べる記憶の回路として極めて重要と考えられています。

4　新皮質連合野の機能

　連合野は、認知、記憶、思考、意思決定、言語など、ヒトが「生きていく」上で最重要な高次機能を司る脳領域です。ここでは、感覚受容器が感覚情報を受容し、新皮質感覚野がその情報を受け取った後、前頭連合野までどのよう

に情報が伝わるかをお話しします。

● 後連合野から前連合野への情報の流れ

われわれの体は、外界から感覚刺激（視覚、聴覚、体性感覚、嗅覚、味覚）を受けると、その情報を電気信号によってそれぞれ特定の新皮質一次感覚野に伝えます。ついで、後連合野（頭頂連合野、後頭連合野、側頭連合野）と前頭連合野に情報を伝えます。これらの連合野は直接にではありませんが、嗅内野皮質や海馬傍回を中継領域として、海馬体にも情報を伝えます。

この過程の中で、一次感覚野に情報が着いた段階では感覚で、この後、これらの感覚を基礎にしながら、体験される諸感覚が統合的に1つの像として反映されたものが知覚であるとされています。さらに、知覚と認知の関係は、現時点で知覚している知覚像を、記憶している一般的な表象と照合して、これこれなりと判断することを「認知する」と言います。

外界からの感覚情報を知覚し、認知するのは後連合野で、さらにここでは感覚情報の知覚／認知情報を、コンピュータシステムで言う「意味」に符号化（コード化）します。符号化された情報は、さらに高次の符号「言語」を媒介とした抽象的思考の段階へ進むために前頭連合野に送られます。

前頭連合野には能動的性質をもった言語に関する領域があり、これによって連合野での概念の形成、判断、推理などの思考が可能になります。また、その主観的内的活動を

物理的媒体を通して表出、他の人に伝達しうる言語の構築を行います。

なお、海馬に送られた情報は、現在、最も注目されている記憶形成に関与します。

● 後連合野と前連合野の障害

図8-8にまとめて示してありますが、後連合野でそれぞれの感覚野に接する部分が障害を受けると、感覚には異常がないのに認知することができなくなります（認知不能あるいは失認(しつにん)）。体性感覚においては、物に触ってもその形や大きさが分からなくなったり（触覚認知不能、触覚失認）、反対側の身体（半側身体認知不能、半側身体失認）や空間（半側空間認知不能、半側空間失認）を認知できなくなります。視覚では視覚失認（精神盲）、聴覚では聴覚失認（精神聾(ろう)）となります。

前連合野は行動計画に必要な情報を後連合野から受け取り、思考し、計画／実行の判断を行うので、この連合野が障害されると、性格変化、行動プログラミングの障害、時間的順序の弁別／記憶障害、運動性失語症、ワーキング・メモリーの障害などが起こります。

● 記憶

ご存知のように、われわれの日常生活で記憶の果たしている役割はきわめて大きく、突然、われわれが記憶という機能を失ったとしたら、社会生活はできなくなってしまうでしょう。記憶は、あらゆる行動の基盤を成すものだから

です。

　記憶には、ものを覚える過程-「記銘」、覚えていること-「保持」、覚えていることを想い出す-「想起」、という3段階の精神活動が区別されます。記銘は、訓練によって何かを習得するという、感覚情報を知覚し、固定して、記憶痕跡とする過程が含まれます。最近では、記憶をコンピュータの情報処理的な観点から取り扱うことが行われていて、記銘がコード化、保持が貯蔵、想起が検索と呼ばれてもいます。

①短期記憶と長期記憶

　記憶の分類はいくつかありますが、まず、その保持期間によって「短期記憶」と「長期記憶」に分類されます。外界からの情報は感覚野にとどまり、感覚記憶と呼びますが、1秒以内に消失します。興味のある情報の記憶は短期記憶と長期記憶に分けられますが、短期記憶は秒単位の即時記憶と数時間〜数日単位の短期記憶に分けます。電話をかける時に電話番号を一時的に覚えていたり、暗算や数字の逆唱を行う際に一時的に覚えたりする時の記憶などです。作業記憶（ワーキング・メモリー）とも言われます。長期記憶は数十日から数十年におよぶ記憶で、遠隔記憶とも言われます。

②陳述記憶と非陳述記憶

　長期記憶は内容によって「陳述記憶」と「非陳述記憶」に分けられます。陳述記憶は「頭の記憶」とも言わ

れ、通常の意味で記憶と呼んでいるものです。特定の日時や場所と関連した個人的な経験に関する「エピソード記憶」と、これらとは無関係な単語や記号の意味に関する「意味記憶」とがあります。例えば、「昨日は本屋に行って雑誌を買った」「昨日の夕食は湯豆腐だった」などはエピソード記憶です。一方、「日本列島は極東にあります」「富士山の高さは3776メートルです」などは意味記憶です。これらは健忘患者で障害されます。

非陳述記憶には、「手続き記憶」「体の記憶」とも呼ばれる記憶があります。これは、健忘患者でも損なわれない自転車の乗り方、車の運転の仕方やゲームのルールなどのように、はっきりと意識に上らないが、一度覚えたらなかなか忘れない記憶のことです。また、プライミングという、以前に経験した事柄が無意識に将来の認知／行動に影響をおよぼす現象がありますが、これも非陳述記憶に含まれます。

③陳述記憶の神経回路

陳述記憶の神経回路として、図8-9のような仮説が想定されています。新皮質連合野に入った興味のある感覚情報は海馬傍回の嗅内野皮質に収束し、穿通枝を通って海馬体の歯状回に達します。その情報はアンモン角（CA）というところを巡って伝えられているうちに、長期記憶するものと、一時的に保持または貯蔵されたり、消滅させるものとに選別整理されます。これらは短期記憶と呼ばれ、多くは数時間で消滅してしまいますが、長期記憶するものは

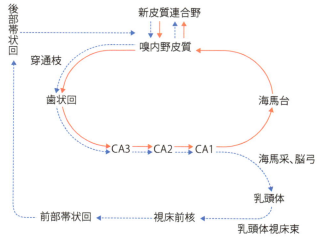

図 8-9　エピソード記憶の神経回路
田平、2007

　海馬台に送られ、さらに嗅内野皮質を経て新皮質連合野に投射されます。このようにして大脳皮質の神経回路が形成／強化されて長期記憶が形成されます。
　なお、感覚情報が歯状回に送られている時、中隔核（ちゅうかくかく）や前脳基底部（マイネルト基底核）のアセチルコリン神経は海馬内にアセチルコリンを分泌し、これによって海馬に脳波θ波が発生します。このθ波は、歯状回において前駆（ぜんく）細胞（神経幹細胞）から新しい神経細胞を作らせ、この新生細胞が記憶の神経回路に組み込まれていくことが明らかにされています。つけ加えると、生後には脳細胞は増えないということが通説でしたが、大人の脳の側脳室周囲

(嗅球きゅうきゅう)と海馬の歯状回の2つの領域に神経幹細胞が存在し、生涯を通じて幹細胞から新しいニューロンが新生されることが分かっているのです。

④ウェルニッケ-コルサコフ症候群

　陳述記憶にはもう一つの神経回路が関与していることが知られています。パペッツの回路と呼ばれ、海馬-脳弓-乳頭体-乳頭体視床束-視床前核-帯状回-海馬を結びます。この回路は、アルコール多飲者、ビタミンB_1欠乏者で障害され、新しい近時記憶（最近の記憶）の障害を起こすことがあり、この障害はウェルニッケ-コルサコフ症候群と呼ばれます。深酒をした時や、一過性の血流障害によりこの回路が障害されると、その間の記憶が全くないという現象が起こります（一過性全健忘症）。読者の皆さんの中にもこのような経験のあるかたがいるのではないでしょうか。

⑤アルツハイマー病

　ドイツの神経学者A.アルツハイマーが56歳の記憶障害の患者の死後脳で老人斑と神経原線維変化を発見し、後に、このような「病気」にアルツハイマー病という命名がされました。現在、老年期認知症でこのような精神病理的変化を示すものをアルツハイマー型認知症と呼んでいます。ご存じのように日本だけでなく世界中で、寿命の延長とともに、アルツハイマー病の患者が増加し、大問題になっています。

ただし、40歳を過ぎて、人の名前などの固有名詞を忘れてしまったり、文章を書いていて漢字が思いだせないといった「ど忘れ」を経験するようになると、アルツハイマー病の始まりではないかと心配する人がいますが、これはアルツハイマー病の記憶障害とは違います。「ど忘れ」は古い記憶の想起の機能に一時的なトラブルが生じたために起こること、とされています。アルツハイマー病の始まりである記憶障害では、エピソード記憶の記銘に問題が生じるのです。

　このようなアルツハイマー型認知症の病因として、アセチルコリン仮説とβアミロイド仮説があります。先に、記憶で重要な働きをする海馬に対してアセチルコリンが興奮性の作用をおよぼすことを話しました。このアセチルコリン分泌の低下が海馬の活動を低下させ、萎縮も引き起こすとの考えがあります。日本で現在認められているアルツハイマー型認知症の治療薬4つのうち、3つは脳内においてアセチルコリンの作用を増やそうとするものです。

　一方、神経細胞において、前駆タンパク質であるAPP（アミロイドβ前駆体タンパク質）がβセクレターゼやγセクレターゼで切断されてアミロイドβタンパク質が産生され、これが神経細胞外に沈着して老人斑となるという考えもあります。アミロイドβ42の脳内蓄積は40歳代後半から起こり始め、年齢とともに急増します。そして50歳頃から老人斑、65歳頃から神経原線維変化が起こり始め、80歳で臨床的にアルツハイマー型認知症を発症するという過程が示されています。老人斑は神経細胞毒性の強いアミロイ

ドβタンパク質が神経細胞外に沈着したものですが、神経原線維変化はリン酸化されたtau（タウ）タンパク質が神経細胞内に蓄積したものです。

言語

　P.P.ブローカは、左の前頭葉に障害をもつ患者が言語の発音能力のない運動性失語症に陥ることを発表し、続いてK.ウェルニッケはブローカが見いだした脳部位より後部の側頭葉が障害されると、話したり書くことはできるが、話す言葉、書かれた文字の意味が分からなくなる感覚性失語症になることを報告しました。これらの部位は、現在、ブローカ領野、ウェルニッケ領野と呼ばれています。

　ヒトの90%は左半球に言語機能をもち、大脳半球左右差の典型例です。言語機能のある側の半球は言語半球あるいは優位半球と呼ばれます。解剖学的にも左右の半球は非対称性で、ウェルニッケ領野のために左側頭部後部が右よりもずっと大きいのが普通です。

　言語中枢としては、現在、①ブローカ領野を少し拡大した運動性言語中枢が前言語野（44、45野、前側頭連合野）、②ウェルニッケ領野の相当する部分（42、22野）、ならびに、視覚、聴覚、体性感覚の連合野（39、40野）を含む感覚性言語中枢が後言語野と呼ばれています。

5　辺縁系と視床下部の機能

　原皮質と中間皮質を合わせて辺縁皮質と呼ぶことをすでにお話ししました。これらの皮質は脳幹を取り巻くという

意味から、ブローカが辺縁皮質と呼んだのです。そして、これらと、皮質下核（中隔核と扁桃体）などの関連部位を合わせた脳領域は辺縁系と呼ばれています（図8-10）。

一方、視床の腹側、下垂体の背側で、脳の最底部分を視床下部と言います。辺縁皮質と同じく、系統発生学的にもたいへん古い部分です。

われわれヒトの脳では、前脳の分化／発達の時、新皮質とその関連領域が著しく進化し、また巨大化したので、辺縁系と視床下部、また脳幹は、脳の内部に押しやられま

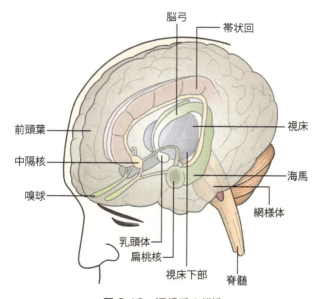

図8-10　辺縁系の構造
F. ブルームほか著、中村克樹・久保田競監訳『新・脳の探検』

した。その構造と機能は、脊椎動物の起源となった魚類とほとんど同じに保たれたことから、筆者は「古い脳」と呼んでいます。これに対して新皮質系を「新しい脳」と呼ぶことにしています。

辺縁系と視床下部の統合機能

辺縁系と視床下部は、個体維持と種族保存という基本的生命活動をうまく遂行するために、独自の機能の他に、神経系と内分泌系を協調して働かせる統合機能を発揮しています。さらに、必要な場合には、本能や情動という精神を形成し、これによってそれぞれの調節系の単独の働きで得られない新しい効果や、より目的にあった効果を生み出しています。

辺縁系と視床下部によって統合される機能を具体的に挙げると、下垂体前葉ホルモンと下垂体後葉ホルモンの分泌とその調節、体温調節、睡眠／覚醒の調節、生物時計、本能形成と本能行動、情動形成と情動行動などがあります。本能と本能行動には食欲と摂食行動、性欲と性行動、母性／父性と母性／父性行動など、情動と情動行動には恐れと逃避行動、怒りと攻撃行動、快と接近行動、不快と回避行動などがあります。性欲には、性認識、性指向も要因として含まれると考えてよいでしょう。

辺縁系と視床下部にある特殊な神経細胞

辺縁系、視床下部、また脳幹をも含めた、いわゆる古い脳には、境界はあまり明瞭ではありませんが（図8-11）、

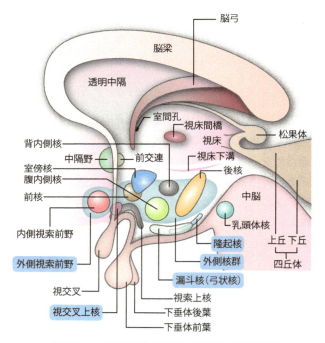

図 8-11 視床下部の諸核（正中矢状断面図）
原一之『人体スペシャル 脳の地図帳』

多数の神経核が存在します。これらの神経核は、それぞれ、視床下部ホルモン分泌細胞、アミン（アドレナリン、ノルアドレナリン、ドーパミン、セロトニン）分泌細胞、アセチルコリン分泌細胞、性腺ステロイドホルモン感受細胞、温感受細胞と冷感受細胞、浸透圧感受細胞、グルコース感受細胞など特別な機能をもつ神経細胞の集まりです。こういう特殊な細胞それぞれについての説明は生理学を超

えますのでここでは控えますが、これらの細胞のお蔭で、この領域は多種多様な統合機能を発揮できることを確認してください。

🟢 辺縁系と視床下部の機能の性差

　上記したように詳細に入るのは避けるとして、脳の中でも、特に古い脳にある性腺ステロイドホルモン感受細胞のおかげで、辺縁系と視床下部におけるさまざまな機能、たとえ基本的生命活動のための機能であっても、男女によって異なる、つまり性差が生まれることを、理解しておいてください。例えば、摂食行動、性行動には明らかに性差があり、攻撃行動も然りです。これらの性差は、胎児期に起こる辺縁系、視床下部の神経核の性分化を基盤にして、生後に性腺から分泌される精巣ホルモン、卵巣ホルモンの活性化作用が起こるからなのです。

「新しい脳」とともに、「古い脳」の性差の問題は近年興味の対象になっています。特に、性欲と性行動に関しては、LGBTの脳機序の面から必須の研究課題となってきています。とは言え、この「生理学」の本の範疇を超えますので、触れないことにします。

さくいん

【数字】
11-シスレチナール 125
17野 130
18野 130
19野 130
22野 142
2層(一次視覚野) 133
2点弁別閾 158
3層(一次視覚野) 133
41野 142
42野 142
4C層 130
4層(一次視覚野) 130
4野 209
6層(一次視覚野) 131
6野 209
Ia群 178
Ia群感覚神経 179
Ib群感覚神経終末 181
Ib群線維 186
Ib線維 185, 193
Ⅰ型筋 69
Ⅱ型筋 69
Ⅱ群 178
Ⅱ群感覚神経 180

【アルファベット】
ADP 77
ATP 26, 39, 76, 77
Aα群 178
Aβ群 178
Aγ群 178
Aδ神経 165
Aδ線維 167
A帯 68
CA 239
CP 39, 76, 77
C線維 165, 169
D_1 205
D_2 205
DA 205
DNA 25, 30
DNA合成期 34
DNA合成準備期 34
DP_1 228
DP_2 228
EEG 221
EMG 78
EP_4受容体 230
EPSP 65, 140, 183
ES細胞 16
G0期 34
G1期 34
G2期 34
GABA 203, 204
GABA作動性ニューロン 204
H帯 68
IPSP 66
iPS細胞 17
Ⅰ帯 68
LGBT 247
L-PGDS 228
mRNA 25, 32
M期 34
M神経節細胞 128, 130
NAD 40
NAD^+ 40
NADH 40
NREM睡眠 224
OFF型 131
OFF型細胞 127
OFF中心/ON周辺型 127
ON型 131
ON型細胞 127
ON中心/OFF周辺型 127
PGD_2 228, 230
PGE_2 230
POA 227
P因子 168
P神経節細胞 128, 130
REM睡眠 224
RNA 30

RNAポリメラーゼ 32
rRNA 32
SR 67
S期 34
Sニューロン 227
tauタンパク質 243
TCA回路 26, 41
TMN 230
tRNA 32
T型のカルシウムチャネル 87
T細管 71
VA 203, 210
VL 203, 210
VLPO 227, 230
VPL 154, 160
VPM 154, 160
V層 210
Z帯 68

【ギリシア文字】
α-γ連関 180
α運動神経 70
α運動神経細胞 106
α運動線維 106
α運動ニューロン 178, 180, 185, 193
α阻止 222
α波 222
βアミロイド仮説 242
βセクレターゼ 242
β波 222
γ-アミノ酪酸 203
γ運動神経細胞 106
γ運動線維 106
γ運動ニューロン 178, 180, 184, 193
γ固縮 193
γセクレターゼ 242
δ波 222
θ波 222, 240

【あ】
アキレス筋 188
アキレス腱反射 188
アクセル 150
アクチン 69, 80
アクチンフィラメント 72, 178
朝立ち 225
アスピリン 166
アセチルコリン 64, 71, 81, 104, 240
アセチルコリン仮説 242
アセチルコリン細胞 220
アセチルコリン神経 240
アセチルコリン神経細胞 115, 202
アセチルコリン分泌細胞 218, 220, 246
頭の記憶 238
新しい脳 245, 247
圧覚 157
アテトーゼ 206, 208
アデニン 30
アデノシン 228
アデノシン三リン酸 26, 39, 76
アデノシン二リン酸 77
アドレナリン 246
アナログ-デジタル変換器 91
アナログ変換 91
あぶみ骨 134
アポトーシス 26
アマクリン細胞 118, 124, 127
アミノ酸 32
アミロイドβ42 242
アミロイドβ前駆体タンパク質 242
アミロイドβタンパク質 242
アミン作動性ニューロン 218
アラキドン酸 228
アルツハイマー 241
アルツハイマー型認知症 242
アルツハイマー病 220, 241
アレン 212
アロディニア 167
暗順応 126
暗所視 120
安静 221
アンモン角 239

【い】
イオンチャネル 23, 41, 42, 56
イオンポンプ 41, 42
怒り 245

閾下刺激　58
閾刺激　57
閾上刺激　58
閾値　87
閾電位　57, 66
異型皮質　230
意志　173
意識　221
異常足底伸展反射　214
異常脳波　221, 222
痛み　164
一次運動野　209, 213
一次感覚野　213
一次求心性線維　159
一次求心性前庭神経線維　143
一次終末　178
一次体性感覚野　161
一次痛　166
一次転写産物　33
胃腸管　19
一過性全健忘症　241
意図振戦　202
異皮質　230
意味　236
意味記憶　239
陰茎の勃起　225

【う】

ウェルニッケ　243
ウェルニッケ-コルサコフ症候群　241
ウェルニッケ領野　243
鬱血　168
ウラシル　32
ウルトラディアンリズム　227
運動　172, 174
運動学習　201
運動感　159
運動機能　172
運動神経　70, 80, 176
運動神経細胞　210
運動性言語中枢　243
運動性失語症　237, 243
運動性脳神経核　104
運動前野　209, 213
運動単位　70, 78, 176
運動ニューロン　78, 183, 186
運動ニューロン軸索　70

運動のプログラム　200
運動反射　173, 176, 192
運動分解　202
運動野　212, 232

【え】

鋭波　224
エクソサイトーシス　48
エディンゲル-ウェストファール核　114
エピソード記憶　239
遠隔記憶　238
遠近調節　121
遠見視力　123
遠視　123
遠心性　103
遠心性神経　70, 80, 100, 103
遠心性神経線維　70
遠心性線維　163
遠心路　95, 169
延髄　111, 114, 115, 195, 218
延髄動物　192
円柱構造　131
エンドサイトーシス　48

【お】

横行小管　71
嘔吐　169
黄斑部　120
横紋　19, 68
横紋筋　19
悪心　163
恐れ　245
オーバーシュート　56
オピストトーヌス　201
オプシン　125
オリーブ核　114
オリゴデンドログリア　228
オリゴデンドロサイト　61
折りたたみナイフ反射　186
オルガネラ　24
オールトランスレチナール　125
オレキシン分泌細胞　220
温覚　155, 158
温感受細胞　246
温受容器　158
温度的エネルギー　90

音波　138

【か】

快　245
臥位　174
外眼筋　192
外眼筋運動ニューロン　197
開口分泌　48
外肛門括約筋　67
外耳　134
概日リズム　226
外耳道　134, 139
外節　124
外側嗅索　150
外側溝　161
外側視床下部　220
外側膝状体　128, 129
外側半規管　143
外側皮質脊髄路　210
外側腹側核　203, 210
外転神経核　114
回転加速度　136
解糖系　25, 41
外尿道括約筋　67
海馬　220, 241
外背側被蓋核　218
灰白質　106, 210, 216, 230,
海馬体　217, 236, 239
海馬台　217
海馬傍回　236, 239
回避行動　245
外膜　26
蓋膜　138
海綿動物　53
外リンパ　135
外リンパ腔　19
カウザルギー　167
下オリーブ核　199
化学シナプス　65
化学物質　54
下丘　114, 192
蝸牛管　135, 136
蝸牛孔　136, 139
蝸牛神経　134
蝸牛神経核　138, 141
蝸牛神経節　138
蝸牛神経線維　140
蝸牛窓　136

蝸牛頂　140
核　24, 30, 205
核鎖線維　178
核酸　30
拡散　46
学習　95
覚醒　221
覚醒系　219
核袋線維　178
核膜　24, 34
角膜　118, 121
核膜孔　25
架け橋　72
下行性　103
過呼吸　222
籠細胞　198
下垂体後葉ホルモン　245
下垂体前葉ホルモン　245
加水分解　28
加速度　142
片眼視力　123
滑液嚢　19
滑車神経核　114
活動張力　75
活動電位　59, 61, 67
滑面小胞体　27
括約筋　182
過分極　56, 127
構え　174
仮面様顔貌　207
体の記憶　239
カリウムチャネル　44, 86
カリクレイン　166
顆粒細胞　198, 230
顆粒層　198
カルシウムイオン透過性　85
カルシウムチャネル　71, 86
渇き　163
眼窩　126
感覚　236
感覚器　88, 117
感覚系　20
感覚刺激　236
感覚終末　177
感覚受容器　201
感覚神経終末　155
感覚神経線維　90
感覚神経末端　88

感覚性言語中枢　243
感覚性失語症　243
感覚性脳神経核　104
感覚性脳神経節　103
感覚単位　90
感覚毛　136
感覚野　232
感覚連合野　213
眼球運動　224
眼球運動調節　147
眼球優位コラム　132
管腔　19
間隙　64
間欠性跛行　168
眼瞼　224
幹細胞　16, 17
間質液　37
間質核　114
間質細胞　27
関節　181
関節腔　19
関節包　159
間接路　204
完全強縮　73
肝臓　16
杆体　118, 120, 125
緩電位　127
間脳　99, 217
間脳動物　192
眼房　118
顔面神経　153, 169
顔面神経核　114
関連痛　110, 170

【き】

記憶　237
記憶形成　237
記憶痕跡　238
機械的エネルギー　90
機械的エネルギー刺激　155
機械的侵害受容線維　165
疑核　114
器官　20
基礎律動　222
拮抗筋　182, 186
基底核　202
基底細胞　148
基底膜　139

気道　19
起動電位　91
希突起膠細胞　61
キニン　166
きぬた骨　134
記銘　238
脚間核　114
脚橋被蓋核　218
逆転写　34
逆伸張反射　185
ギャップ結合　50, 86
キャリヤータンパク質　46
嗅覚　147, 236
嗅球　148, 150, 217, 241
球形嚢　135, 136, 144
嗅細胞　148
嗅索　150
休止期　25
嗅糸球体　150
吸収上皮　19
弓状核　114
嗅上皮　148
求心性　103
求心性神経　96, 100, 103
求心性神経線維　169
求心性線維　163
求心性ニューロン　136
求心路　95, 169
急性疼痛　165
嗅腺　148
嗅内野皮質　235, 236, 239
嗅脳　217
嗅毛　150
橋　99, 111, 112, 114, 115, 161, 166, 192
橋核　199, 200, 210
胸腔　19
強縮　73, 86
胸神経　109
胸髄　104, 109
矯正視力　123
橋底部　114
頬粘膜　151
橋被蓋　114, 115
橋吻側　218
強膜　118
局所電位　127
局所電流　61

253

棘徐波結合 224
棘波 222
挙睾筋反射 188
近位筋 70, 176
筋痙縮 168
近見視力 123
筋原線維 67, 84
筋/骨格系 20
筋細胞 19, 66
筋細胞束 67
筋細胞膜 71
筋枝 111
近視 123
筋小胞体 67, 71, 80
筋性疼痛 168
筋節 68, 111
筋線維 67, 178
筋線維束 67
筋組織 19
筋電図 78, 224
筋肉 17, 53
筋フィラメントの滑走説 72
筋紡錘 93, 106, 108, 117, 159, 177, 178, 179, 183, 187, 194

【く】

グアニン 30
クエン酸回路 26, 41, 77
屈曲反射 95, 181, 184, 186
屈曲反射求心線維 184, 193
屈筋 181
屈折 120
屈折率 121
クプラ 143
クラウゼ小体 155
グリア細胞 61
グリコシド結合 28, 30
クリステ 26
クリック 32
グルコース 77
グルコース感受細胞 246
グルタミン酸作動性ニューロン 202, 204
クレアチンリン酸 39, 76, 77
クロスブリッジ 72
クローヌス 188
クロマチン 25, 59
クロモゾーム 25, 34

【け】

系 20
頸筋 192, 194
痙縮 168, 214
頸神経 109
頸髄 109
軽睡眠期 224
軽睡眠初期 224
痙性麻痺 214
頸椎 194
頸動脈洞 156
頸動脈洞受容器 93
頸反射 189, 195, 196
頸部 191
痙攣剤 222
血液幹細胞 17
血管運動障害 189
結合組織 19, 67
血漿 37
楔状束核 159
結節乳頭核 220, 230
腱器官 177, 181
言語 236
言語野 234
幻肢痛 167
幻歯痛 167
腱受容器 108
原皮質 243

【こ】

高エネルギーリン酸化合物 39, 76
口蓋咽頭 151
効果器 53, 66, 95, 100, 174
後角 106, 170
後角ニューロン 160
交感神経 80, 83, 100, 104, 110, 169
交感神経遠心性線維 100
交感神経遠心路 100
交感神経求心性線維 101
交感神経求心路 101
交感神経線維 106
攻撃行動 245
後言語野 235, 243
後根 109, 180
後根神経節 169

後索　108
後索核　114
後索系　160
交叉伸展反射　95, 187
後肢屈曲　195
後肢伸展　195
腔腸動物　53
喉頭蓋　151
行動プログラミングの障害　237
後頭葉　130
後頭連合野　236
後脳　99
後半規管　143
項部強縮　188
後腹側基底核群　154, 159
後部視床下部　220
興奮　221
興奮-収縮連関　72
興奮性　198
興奮性シナプス　65
興奮性シナプス後電位　65, 140, 183
興奮の伝導　61
合胞体　81
後連合野　234, 236, 237
呼吸系　20
呼吸上皮　19
国際疼痛学会　164
黒質　114, 115, 202
黒質緻密部　207
黒質網様部　203
鼓室階　135
後シナプスニューロン　50
固縮　188, 196
孤束核　114, 153
骨格筋　19, 66, 100, 174, 181
骨格筋細胞　67
骨格筋線維　64
骨格筋の収縮活動　172
骨髄球系　17
骨組織　19
骨盤部痛覚境界線　169
骨迷路　134
コード化　236
鼓膜　134, 139
鼓膜張筋　134
固有感覚　177

固有心筋　83, 84, 87
コラム　131
コリン作動性ニューロン　218
ゴルジ腱器官　117, 159, 181, 185,
ゴルジ細胞　198
ゴルジ装置　27, 59
コルチ器官　133, 134, 136, 138

【さ】
サイクリックAMP　25
最終共通路　176
臍帯　17
サイトスケルトン　28
再分極　56, 85
鰓分節筋　103
細胞　15, 21
細胞外液　37
細胞骨格　28
細胞質　21, 25
細胞周期　34
細胞小器官　24
細胞内液　37
細胞のリサイクル器官　28
細胞分裂期　34
細胞分裂準備期　34
細胞膜　21, 42, 48, 55
細網構造　218
サーカディアンリズム　226
作業記憶　238
作業筋　84
サブスタンスP　166
散形終末　178
三叉神経　161
三叉神経核　114
三叉神経主知覚核　161
三次視覚野　130
散大筋　182
三大調節系　53
三半規管　142

【し】
ジオプトリー　121
視蓋　108, 114
耳介　134, 139
視蓋脊髄路　108, 112
視蓋前部　129
視覚　117, 236

視覚器　191
視覚失認　237
視覚野4層　128
視覚連合野　130
耳管　134
弛緩性麻痺　213
時間的順序の弁別／記憶障害　237
色覚　132
色彩視　120
四丘体　114, 186, 192
軸索　45, 59, 104, 199
軸索突起　59, 61, 64
刺激　52
思考　236
視交叉　129
視交叉上核　227
自己受容性感覚　177
篩骨　150
自己分泌性　51
自己抑制　185
耳砂　144
視細胞　118, 124, 127
視索　129
視索前野　227
四肢筋　195
支持細胞　19, 148, 151
支持組織　19
支持反応　189
脂質　21
脂質二重構造　22, 42
支持反射　191
視床　100, 141, 147, 159, 166, 217
歯状回　217, 235, 239, 240
視床下核　202, 205, 208
視床下核-淡蒼球内節部／黒質緻密部路　206
視床核　213
視床下部　100, 115, 166, 217, 227, 244, 245, 247
視床下部ホルモン分泌細胞　246
視床上部　217
視床随板内核　235
視床前核　241
視床特殊中継核　235
茸状乳頭　151

視床-皮質路線維　210
視床非特殊核　235
視神経　120
視神経乳頭部　126
ジストニー　207, 208
姿勢反射　189
耳石　144, 145
耳石器　135, 142, 144, 196
耳石膜　144
持続性受容器　93
膝蓋　188
膝蓋腱反射　188
失認　237
シトシン　30
シナプス　64
シナプス間隙　50, 64
シナプス結合　89
シナプス後膜　64
シナプス後ニューロン　64
シナプス終末　124
シナプス小頭　64
シナプス小胞　64, 71
シナプス前ニューロン　64, 71
篩板　148
視物質の立体構造の変化　125
視放線　130
脂肪組織　17
視野　126
灼熱痛　167
視野の欠損　126
収縮タンパク質　69
収縮の加重　73, 86
収縮要素　178
収束　170
自由神経終末　159, 167, 169
縦走筋　182
終脳　99, 216
終板　71
終板電位　71, 91
終板傍回　217
終末槽　71
主光軸　121
樹状　104
主焦点　120
主焦点距離　121
樹状突起　59, 198
受精卵　15
受動張力　75

受動的拡散　57
受容器　53, 88, 90, 95, 117
受容器電位　91
受容体　23
受容-反応系　94
受容野　127
シュレム管　118
シュワン細胞　61
循環系　20
循環血液　50
順応　93
上位運動ニューロン　188
上オリーブ核　142
消化系　20
上丘　114, 129, 192
上行性　103
上行性脳幹網様体賦活系　218
上行性網様体賦活系　115
鞘膜　61
娘細胞　34
小細胞層　130
硝子体　118
小帯回　217
情動　164
情動形成　245
情動行動　245
小脳　99, 108, 197
小脳核　201
小脳皮質　198
上皮細胞　19
上皮組織　19, 20
小胞体　25, 27
上腕三頭筋　181
上腕三頭筋反射　188
上腕二頭筋　181
上腕二頭筋反射　188
植物性機能系　20
食胞　28
食欲　245
触覚／圧覚　155, 157
触覚失認　237
触覚認知不能　237
除脳　192
除脳固縮　186, 193
除脳動物　192
除脳抑制　193
徐波　224
徐波睡眠　224

自律神経　80, 110
自律神経核　104
自律神経系　70, 80, 100, 103, 104, 163, 169
自律性遠心性神経　104
自律性下行路　114
自律性脳神経核　104
シルビウス溝　142
視力　123
侵害受容器　164, 169
侵害受容性の痛み　165
心筋　19, 65, 66, 70, 83, 100
伸筋　181
心筋細胞　83
神経　17
神経因性の痛み　165
神経核　154
神経幹細胞　240
神経筋接合部　64, 70
神経系　20, 53
神経元　59
神経原線維変化　242
神経膠細胞　61
神経細胞　19, 59, 230
神経細胞層　120
神経支配比　176
神経終末　64, 71
神経節細胞　118, 124, 127
神経線維　59, 62
神経叢　104
神経組織　19
神経単位　59
神経伝達物質　64
神経突起　59
神経分泌性　51
神経網　53
人工多能性幹細胞　17
進行波　139
シンシチウム　81
深視力　123
親水性　21
深睡眠期　224
心臓の自動性　86
靭帯　194
伸張反射　96, 181, 183, 186, 187, 191
伸展反射　97
浸透圧感受細胞　246

新皮質　115, 161
新皮質一次感覚野　236
新皮質一次視覚野　130
新皮質一次聴覚野　141, 142
新皮質感覚野　201
新皮質前頭連合野　212
新皮質中心後回　161
新皮質連合野　239
深部感覚　155, 159
深部感覚麻痺　189
深部痛覚　164, 167

【す】
随意運動　174, 200, 212
随意運動麻痺　188, 189
錘外筋線維　178
推尺異常　202
髄鞘　45, 60, 62
髄鞘線維　231
水晶体　118, 121
膵臓　17
錐体　118, 120, 125, 210
錐体外路　206
錐体外路症候群　206
錐体交叉　210
錐体細胞　108, 230, 235
錐体路　108, 206, 210
垂直加速度　136
錘内筋線維　178
髄脳　99
水平加速度　136
水平細胞　118, 124
髄膜炎　188
睡眠　221, 222
睡眠／覚醒の調節　245
睡眠中枢　230
ステージ１　224
ステージ２　224
ステージ３　224
ステージ４　224
ステロイドホルモン　27
スパイク　222

【せ】
正円窓　136
性格変化　237
性行動　245
正視眼　121

性指向　245
静止視力　123
静止長　75
静止膜電位　45, 55, 82
星状細胞　198, 230
正常脳波　221, 222
生殖系　20
精神盲　237
精神聾　237
性腺ステロイドホルモン感受細
　胞　246, 247
精巣　27
精巣ホルモン　247
生体膜　22
正中線　154
正中側部　218
正中裂　209
成長因子　50
性認識　245
青斑核　108, 115, 218
生物時計　245
性欲　245
生理学　14
赤核　108, 114
赤核脊髄路　108, 112
脊髄　97, 98, 103, 106, 166, 176, 181, 188, 199, 210
脊髄下行路　108
脊髄後角　104
脊髄後根　159
脊髄視床路　170
脊髄上行路　108
脊髄ショック　189
脊髄神経　106
脊髄神経節　104
脊髄節　106
脊髄節反射　190
脊髄前角　78, 104, 178, 210
脊髄前角運動神経細胞　70
脊髄側角域　104
脊髄損傷レベルの判定　110
脊髄動物　192
脊髄反射　188, 190
脊髄分節　106
脊髄路核　161
脊椎管　106
脊椎骨　98
赤道面　25

舌咽神経　169
舌咽神経核　114
舌咽神経背側核　114
舌下神経核　114
赤筋　69, 73
接近行動　245
赤血球　17
摂食行動　245
節前線維　104
セロトニン　166, 246
セロトニン神経細胞　115
セロトニン分泌細胞　218
線維連絡　234
前角　106
全か無かの法則　58, 87
前眼房　19, 118
前眼房水　118
前駆細胞　240
前言語野　243
閃光刺激　222
前交連　217
仙骨神経　109
前根　109, 179
前根線維　106
腺細胞　61
前索　108, 161
前肢屈曲　195
前肢伸展　195
線条体　202, 205
腺上皮　19
染色質　25, 34
染色体　25, 34
仙髄　106, 109
仙髄核　104
前側頭連合野　243
全張力　75
穿通枝　239
前庭　192
前庭階　135
前庭蝸牛神経　134, 141
前庭蝸牛神経核　114
前庭核　108, 201
前庭感覚　142
前庭-眼反射　200
前庭器官　135, 143, 191
前庭受容器　195
前庭小脳　147
前庭神経　134

前庭神経核　147, 191, 193, 199
前庭脊髄路　108, 112, 147, 197
前庭窓　134, 139
前庭迷路反射　189, 196, 200
前頭眼野　234
前頭前野　213, 234
前頭葉　243
前頭葉眼窩回　150
前頭連合野　173, 236
セントラルドグマ　32
前脳　99
前脳基底部　220, 240
前脳基底部無名質　235
前脳胞　99, 216
前半規管　143
前皮質脊髄路　210
前腹側核　203, 210
仙部副交感神経　108
浅眠期　224
前連合野　234

【そ】

想起　238
臓器感覚　163
双極型ニューロン　148
双極細胞　118, 124, 127
双極性感覚神経　156
相動性受容器　93
相反神経支配の機構　186
僧帽細胞　150
側臥位　197
側角　106
側索　108, 161
促進性インパルス　193
促通拡散　40, 48
足底反射　188
側頭骨　134
側頭葉　243
側頭葉側頭回　142
側頭連合野　235, 236
側脳室周囲　240
速波　224
組織　19
組織液　37
組織幹細胞　17
疎水性　21, 42
速筋　69
粗面小胞体　27, 60

【た】

体位　174
体液　37
対応点　126
体温調節　245
体幹筋　70, 176, 195
体腔　19
大細胞層　130
帯状回　241
苔状線維　199
帯状疱疹後神経痛　167
大錐体細胞　209
体性感覚　177, 236
体性感覚刺激　162
体性感覚野　161
体性求心性神経　117
体性求心性線維　109, 110
体性神経系　70, 80, 100, 102, 104
体性反射　173, 176, 192
大腿四頭筋　183, 188
ダイテルス核　193
体内の海　37
大脳　99
大脳化　189
大脳基底核　100, 176, 202, 205, 235
大脳脚　112, 210
大脳新皮質　108, 176, 220
大脳新皮質運動野　108
大脳髄質　216
大脳側脳室　130
大脳半球　202
大脳皮質　100, 216, 220
大脳皮質-大脳基底核ループ回路　202
胎盤　17
第Ⅷ脳神経　134, 141
体表面　19
体部位局在　209
体部位再現　162, 209
体壁痛覚　164
胎膜　17
多シナプス反射　185
多重侵害受容線維　165
立ち直り反射　189, 197
脱分極　55, 57, 71, 84, 127
脱分極性　65
脱分極電位　91
脱抑制　193
多ユニット平滑筋　81, 83
単一ユニット平滑筋　81, 82
短期記憶　238, 239
炭酸カルシウム　144
単シナプス結合　210
単収縮　73
単純型細胞　131
淡蒼球　203
淡蒼球外節部-視床下核路　206
担体タンパク質　46
タンパク質　21, 32
短腕　35

【ち】

知覚　236
知覚神経　88
遅筋　69
チトクロームオキシダーゼ染色法　132
チミン　30
中央階　136
中隔核　240, 244
中間径フィラメント　28
中間質外側部　106
中間皮質　217, 243
中腔臓器　81
中耳　134
中心灰白質　112
中心教義　32
中心溝　234
中心後回　161
中心小体　28
中心前回　209
中心部刺激　127
中心傍小葉前部　209
中心窩　120, 129
中枢　169
中枢神経　19, 61
中枢神経系　97, 98
中枢神経部分　103
中等度睡眠期　224
中脳　99, 111, 112, 166, 192, 218
中脳蓋　114
中脳橋被蓋複合核　115

中脳水道　112
中脳動物　192
中脳被蓋　112, 115, 218
中脳尾側　218
中脳胞　99
中皮　19
聴覚　133, 236
聴覚失認　237
聴覚受容細胞　136
聴覚連合野　142
長期記憶　238, 239
長期抑圧　201
腸上皮　19
聴神経　134
長脊髄反射　190
調節タンパク質　69
頂体　143
跳躍伝導　62
長腕　35
直接路　204
直立姿勢　175
陳述記憶　238

【つ】

鎮痛作用　166
痛覚　155, 158
痛覚受容器　165, 169
痛覚伝導路　170
通光器　118
塚原仲晃　212
つち骨　134

【て】

低振幅徐波　222
デオキシリボ核酸　30
適刺激　90
手続き記憶　239
デルマトーム　109
テロメア　35
電位依存性　41
伝音系　134
電気シナプス　65
電気信号　54
電気的な興奮　59
電磁的エネルギー　90
電子伝達系　77
転写　30
伝導　59

伝令RNA　32

【と】

頭蓋骨　98
動眼神経核　114
動眼神経副核　114
同型皮質　230
動原体　35
瞳孔　79
瞳孔括約筋　82
瞳孔散大筋　82
等尺性収縮　74
投射線維　217
同種皮質　230
同側性伸筋反射　188
動体視力　123
等張性収縮　75
頭頂野　213
洞調律　87
頭頂連合野　235, 236
動的反応　179
糖尿病性疼痛　167
逃避行動　245
等皮質　230
逃避反射　184
動物性機能系　20
洞房結節　87
動毛　136
時実利彦　52
特殊感覚　103, 117
特殊視床投射系　235
特殊心筋　83, 87
特徴周波数　140
トーヌス　83
ドーパミン　64, 205, 246
ドーパミン作動性ニューロン　205
ドーパミン神経細胞　115
トランスファーRNA　32
トロポニン　80
トロポニンC　69, 72
トロポニンI　69
トロポニンT　69
トロポミオシン　69, 80
ど忘れ　242

【な】

内因性睡眠誘発物質　228

内因性発痛物質 166
内耳 134
内耳神経 134
内耳神経核 114
内節 124
内臓感覚 103, 117
内臓求心性神経 117
内臓痛 110
内臓痛覚 163, 165, 169
内臓平滑筋 70, 81, 82
内側膝状体 141
内側縦束 147
内側毛帯 154, 160
内皮 19
内部環境 20
内分泌系 20, 53
内分泌性 51
内分泌性コミュニケーション 50
内包 210, 217
内膜 26
内リンパ 135, 145
ナッド 40
ナッドエイチ 40
ナトリウムイオン透過性 85
ナトリウム-カリウムポンプ 42
ナトリウムチャネル 57
軟口蓋 151
軟骨組織 19

【に】

におい 148
ニコチンアミドアデニンジヌクレオチド 40
ニコチン性受容体 71
二次運動野 209
二次視覚野 130
二次終末 178
二次体性感覚野 161
二次聴覚野 142
二次痛 166
二次ニューロン 147
二重支配 81
二重らせん構造 30
二大調節系 53
乳酸 168
乳酸系 78

乳頭体 241
乳頭体視床束 241
ニューロン 59, 64, 70, 170
尿意 163
認知 236
認知不能 237

【ぬ】

ヌクレオシド 30
ヌクレオチド 28, 30

【ね】

粘膜 155
粘膜上皮 148

【の】

脳 17, 97
脳幹 97, 103, 108, 111, 176, 245
脳幹反射 194
脳幹網様体 115, 166, 218, 235
脳弓 217, 241
脳弓交連 217
脳性麻痺 188
脳層 120
脳電図 221
脳波 221
脳梁 217
脳梁灰白層 217
脳梁線維 210
ノルアドレナリン 80, 246
ノルアドレナリン神経細胞 115
ノルアドレナリン分泌細胞 218
ノンレム睡眠 224

【は】

背位 174
背臥位 196
胚性幹細胞 17
背側蝸牛神経核 141
背側間脳 217
背側視床 217, 234, 235
背側縦束 114
背側縫線核 218
胚体外組織 17
ハイパー直接路 205

胚盤胞　17
パーキンソン　207
パーキンソン病　188, 206, 207
白質　198, 216
薄束核　159
バスケット細胞　198
パチニ小体　155, 159
発火　56
白筋　69, 73
バック　150
白血球　17
発射　56, 78
発生張力　75
パッチクランプ法　46
バビンスキー反射　214
パペッツの回路　241
パラクリン性コミュニケーション　50
パラソル神経節細胞　128
バリコシティー　80
バリスムス　206
半規管　135, 142
反射緊張　201
反射　94, 95, 173, 176
反射弓　92, 95, 156,
反射中枢　95, 103
汎性投射系　218
半側空間失認　237
半側空間認知不能　237
半側身体失認　237
半側身体認知不能　237
ハンチントン病　206, 207
反応　52

【ひ】

被蓋上皮　19
被殻　202
光受容器　118
鼻腔　148
鼻甲介　148
皮枝　110
皮質延髄路　108
皮質下核　244
皮質-視床下核路　205
皮質周囲の小人　163
皮質脊髄路　108, 210, 213
尾状核　202
微小管　28, 35

尾髄　109
尾骨神経　109
ヒスタミン　166
ヒスタミン分泌細胞　220
脾臓　16
襞　26
鼻中隔　148
非陳述記憶　238, 239
泌尿系　20
皮膚　191
皮膚感覚　109, 155
腓腹筋　188
皮膚節　109, 110
皮膚節の法則　171
皮膚知覚帯　109
皮膚痛覚　164
皮膚分節　109
表面筋電図　78
ヒラメ筋　188
ビルビン酸　25, 41

【ふ】

ファイアー　56
フィードバック　201
不応期　58
不快　245
賦活　218
不完全強縮　73
腹臥位　196
腹外側脊髄視床路　161
腹外側部　227
腹腔　19
副交感神経　80, 83, 100, 104, 169
副交感神経遠心性線維　100
副交感神経求心性線維　101
複雑型細胞　131
複視　127
副神経核　114
副腎皮質細胞　27
腹側蝸牛神経核　141
腹側間脳　217
腹側基底核　161
腹側視床　217
腹痛　163
腹壁反射　188
腹膜炎　188
符号化　236

不随意運動　174, 206, 207
不随意筋　19
太い筋フィラメント　68, 72
不動毛　136
ブラウン-セカール症候群　189
ブラジキニン　166
プラトー　84
古い脳　245, 247
プルキンエ細胞　198, 201
プルキンエ細胞層　198
ブロードマン　232
ブローカ　243
ブローカ領野　243
プロスタグランジンD_2　228
プロスタグランジンE_2　166
プロップ　132
プロテインキナーゼ　25
吻外側部　218
分極　45, 55
分散神経系　53
分子層　198
分泌細胞　246
分泌腺　53, 100
分裂　15

【へ】
平滑筋　19, 66, 79, 100
平衡感覚系　142
平衡石　144
平行線維　199
平衡斑　144, 145
ペースメーカー細胞　87
ペースメーカー電位　87
ベッツの細胞　209
ペプチド結合　28
ヘマトキシリン　25
ペルオキシソーム　28
ベル-マジャンディーの法則　109
便意　163
辺縁系　115, 217, 245, 247
辺縁皮質　217, 243
辺縁葉　217
扁桃体　244
ペンフィールド　163
片葉小節葉　147
方位選択制コラム　131

【ほ】
防御反射　184
膀胱内腔　19
放散痛　170
紡錘細胞　230
紡錘体　28, 34
縫線　114
縫線核　108, 115
膨大部　143
膨大部稜　143
傍分泌性　51
傍分泌性コミュニケーション　50
膨隆　80
保持　238
母性／父性　245
母性／父性行動　245
細い筋フィラメント　68, 72
補足運動野　209, 213
歩調とり細胞　86
歩調とり電位　87
ボーマン腺　148
ホムンクルス　209
ポリヌクレオチド　30
ポリペプチド　32
ポリモダール侵害受容線維　165
ホルモン　50, 54
本能形成　245
本能行動　245
翻訳　25, 33

【ま】
マイクロフィラメント　29
マイスネル小体　155
マイネルト基底核　202, 220, 235, 240
膜下腔　19
膜電位　41, 42, 82, 83
膜電位差　82
膜内在性タンパク質　46
膜迷路　135
膜輪送タンパク質　23, 41
マクラ　144
末梢神経　19, 61
末梢神経系　98, 103
末梢神経部分　103

マリオットの盲点 126
慢性疼痛 165

【み】
ミオシン 69, 80
ミオシンフィラメント 72, 178
味覚 147, 151, 236
味覚器 151
味覚物質 152
味孔 151
味細胞 151
ミジェット神経節細胞 128
味神経線維 153
水チャネル 23
ミトコンドリア 26, 30, 41, 60, 77
ミトコンドリアDNA 26
ミトコンドリア・イヴ 26
耳 133
味毛 151
脈管壁 79
脈絡叢 228
味蕾 151

【む】
無酸素的解糖 77
無酸素的代謝 78
無髄神経 61, 62
無髄神経細胞 45
無脊椎動物 65
無名質 202, 220

【め】
明順応 126
明所視 120
迷走神経 153, 169
迷走神経核 114
メッセンジャーRNA 32
メルケル触覚盤 155
免疫系 20, 53

【も】
網膜 17, 118, 128
毛様板 118
網様体 108, 115, 191, 218
毛様体筋 79
毛様体小帯 118

網様体脊髄路 108, 112, 193
モノアミン作動性神経 235

【や】
山中伸弥 18

【ゆ】
有郭乳頭 151
有糸分裂期 34
有髄神経 60, 62, 108
有髄線維 216
有毛細胞 133, 136, 140, 143
遊離脂肪酸 77

【よ】
腰神経 109
腰髄 104, 109
抑制性 198
抑制性インパルス 193
抑制性介在ニューロン 186
抑制性シナプス 66
抑制性シナプス後電位 66
予定細胞死 26

【ら】
ライスネル膜 135, 139
裸眼視力 123
ラスムッセン 163
らせん器官 134
らせん終末 178
卵円窓 134
ラングレイ 100
卵形嚢 135, 136, 144
卵子 21
乱視 123
卵巣ホルモン 247
ランドルト環 123
ランビエ絞輪 61, 62

【り】
リガンド依存性 41
梨状葉 217
梨状葉皮質 150
リソソーム 28, 60
立毛筋 79, 82
リボース 31
リボソーム 25, 27, 59
リボソームRNA 27, 32

梁下野　217
両眼視力　123
菱脳　99
菱脳胞　99
リン酸基　30
リン脂質二重層　46
輪状筋　182
リンパ球系　17
リンパ組織　19

【る】
ルフィニ小体　155, 159

【れ】
冷覚　155, 158
冷感受細胞　246
冷受容器　158
擽感　157
レセプター　23
レチナール　125
レチナールイソメラーゼ　125
レトロウイルス　34
レム睡眠　224
連合核　234
連合線維　210, 216
連合野　201, 232
レンズ　118
レンズ核　202
連絡部　70

【ろ】
老視　121
老人斑　242
ロドプシン　125

【わ】
ワーキング・メモリー　238
ワーキング・メモリーの障害　237

N.D.C.491.3　266p　18cm

ブルーバックス　B-1978

カラー図解　はじめての生理学　上
動物機能編

2016年8月20日　第1刷発行

著者	田中（貴邑）冨久子	
発行者	鈴木　哲	
発行所	株式会社講談社	
	〒112-8001 東京都文京区音羽2-12-21	
電話	出版	03-5395-3524
	販売	03-5395-4415
	業務	03-5395-3615
本文印刷製本	株式会社講談社	
カバー表紙印刷	信毎書籍印刷株式会社	
本文データ制作	慶昌堂印刷株式会社	

定価はカバーに表示してあります。
© 田中（貴邑）冨久子　2016, Printed in Japan
落丁本・乱丁本は購入書店名を明記のうえ、小社業務宛にお送りください。送料小社負担にてお取替えします。なお、この本についてのお問い合わせは、ブルーバックス宛にお願いいたします。
本書のコピー、スキャン、デジタル化等の無断複製は著作権法上での例外を除き、禁じられています。本書を代行業者等の第三者に依頼してスキャンやデジタル化することはたとえ個人や家庭内の利用でも著作権法違反です。
Ⓡ〈日本複製権センター委託出版物〉複写を希望される場合は、日本複製権センター（電話03-3401-2382）にご連絡ください。

ISBN978－4－06－257978－0

発刊のことば

科学をあなたのポケットに

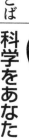

二十世紀最大の特色は、それが科学時代であるということです。科学は日に日に進歩を続け、止まるところを知りません。ひと昔前の夢物語もどんどん現実化しており、今やわれわれの生活のすべてが、科学によってゆり動かされているといっても過言ではないでしょう。

そのような背景を考えれば、学者や学生はもちろん、産業人も、セールスマンも、ジャーナリストも、家庭の主婦も、みんなが科学を知らなければ、時代の流れに逆らうことになるでしょう。

ブルーバックス発刊の意義と必然性はそこにあります。このシリーズは、読む人に科学的に物を考える習慣と、科学的に物を見る目を養っていただくことを最大の目標にしています。そのためには、単に原理や法則の解説に終始するのではなくて、政治や経済など、社会科学や人文科学にも関連させて、広い視野から問題を追究していきます。科学はむずかしいという先入観を改める表現と構成、それも類書にないブルーバックスの特色であると信じます。

一九六三年九月　　　　　　　　　　　　　　　　　　　野間省一

ブルーバックス発の新サイトがオープンしました!

- 書き下ろしの科学読み物
- 編集部発のニュース
- 動画やサンプルプログラムなどの特別付録

ブルーバックスに関する
あらゆる情報の発信基地です。
ぜひ定期的にご覧ください。

ブルーバックス　検索

http://bluebacks.kodansha.co.jp/